의사가 권하는 요료법

내과전문의가 실제 경험을 통해 검증한 **완벽한 요료법** 가이드

의사가 권하는 요료법

내과전문의 이영미

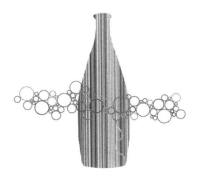

산수야

의사가 권하는 요료법

초판 인쇄   2014년 8월 1일
초판 발행   2014년 8월 5일

지은이   이영미
발행인   권윤삼
발행처   도서출판 산수야

등록번호   제1-1515호
주소   서울시 마포구 월드컵로 165-4호
전화   02-332-9655
팩스   02-335-0674

값은 뒤표지에 있습니다. 잘못된 책은 바꾸어 드립니다.
ISBN 978-89-8097-245-6 03510

요료법尿療法이란 무엇인가

인도의 수상이었던 모랄지 데사이Morarji Desai는 81세에도 하루에 열두 시간씩 일을 했다. 인도를 여행하면서 대중 집회에서 연설을 하고, 솔직하고 열성적으로 인도 국민들과 대화하면서, 어디에서든 그를 필요로 하는 곳이라면 정부의 사업에도 앞장섰다. 고령임에도 불구하고 지칠 줄 모르는 데사이 수상의 체력과 왕성한 혈기는 어디에서 오는 것일까?

데사이 수상은 건강식을 좋아하는 성향으로 매

일 당근주스, 사과주스, 우유, 요구르트, 꿀, 신선한 과일, 대추, 호두, 밤, 그리고 다섯 쪽의 마늘을 먹는다. 여기에 한 가지를 더 첨가하여 자신의 오줌을 마시고 있다.

인도 결핵협회 모임에서 데사이 수상은 "자신의 오줌을 마시는 요료법은 암과 백내장을 치료한다."고 말해 청중들을 놀라게 했다. 여기에 덧붙여서 요료법으로 형제를 치료했다고 밝히기도 했다. 어떤 기자의 질문에 데사이 수상은 "나는 지난 5~6년 동안 매일 아침 한 컵의 오줌150~180cc을 마셔 왔다. 오줌은 우리에게 매우 유익하며 비용이 전혀 들지 않는 경제적인 물질이다. 성경에도 기록되어 있다."라고 말했다. 바로 "네 샘에서 나오는 물을 마시라"는 성경 구절을 인용하였다.

"네 샘이란 무엇인가? 그것은 바로 당신의 요인 것이다. 요尿는 생명의 물이다."

1977년 10월 24일, 뉴욕 타임즈

요료법은 우리의 신체 내부에 존재하는 약물을 통한 자가 치료법이다. 건강을 증진시키고 원기를 왕성하게 하며 신체를 건강하고 젊게 만든다. 또한 감기에서부터 말기 암癌에 이르는 모든 질병을 완치完治시키는 숨겨진 요료법의 진실이 대중들에게 알려지고 있다.

이 책은 요료법을 일반 대중에게 알리는 것과 모든 병은 약 또는 의사의 치료를 받아야 한다는 생각을 없애는 것 등 두 가지를 목적으로 쓰였다.

이 책에 수록된 많은 임상 사례들은 고대로부터 전해져 내려온 과학적인 치료법인 요료법 - 요료법을 연구하지 않고 시험해 보지도 않은 의학 전문가들이 이미 오래 전에 거부한 치료법 - 의 진실을 증명해 주고 있다.

요료법은 비용이 전혀 들지 않는 치료법이다. 의사의 진단도 필요 없다. 요료법은 처음 시작해서 2주일 내, 길면 한 달 내에 질병들이 치료되기 시작한다.

생명과학연구소에 몸담고 있는 우리는 여러분들에게 잘못된 믿음을 제공하는 것이 아니라 100% 성공률을 갖고 있는 치료법에 대하여 이야기하고 있다.

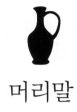

머리말

　금세기 들어서 현대 의학現代 醫學은 질적, 양적으로 경이적인 발전을 하였다. 그러나 우리 인간이 질병에 대하여 알고 있는 지식이란 극소수에 불과하다. CT, MRI 등을 통하여 새로운 진단법이 개발되고 항암요법, 방사선치료, 새로운 약물투여와 수술방법들이 쏟아져 나와 각종 암과 수많은 질병들을 정복하였다고는 하지만 아직도 우리 주위에는 불치의 병으로 간주되어 완치되지 못한 채 대증요법對症療法에 의지하여 살아가는 환자들이 많다.

신神은 인간이 능히 감당치 못할 시험 당함을 하락하지 아니하시고 시험 당할 즈음에 피할 길을 내어 우리로 하여금 능히 감당하게 하신다고 약속하였다신약성경 고린도전서 제10장 12절.

분명 신은 질병으로 고통 받는 인간들을 불쌍히 여겨 그 치료법을 알려 주셨으나 우리는 현대를 살면서 문명이란 이름의 현대 의술에 집착하여 신이 미리 계시하신 요료법을 잊어버린 채 살아온 듯싶다.

- 구약성경(잠언 제5장 15절)
  네 샘에서 흐르는 물을 마시라.

- 불교 불학 대사전(행사의 – 行四依 – 편 부란약 – 復爛藥 – 편)
  요尿를 마시라.

- 힌두교 교전 107항목(오천년 전에 쓰여짐)
  성수聖水 : Shivambu Kalpa란 뜻의 요尿를 마시라.

- 증산도 도전(제5편 160장)
  요尿를 마시라.

이와 같이 기록되어 있듯이 요료법은 신이 인간을 창조할 때 이미 개발해 놓은 치료법이다. 인간을 사랑하시기에 전지전능한 신이 개발한 요료법을 이제부터라도 정확히 알고 실천에 옮겨야 한다.

J. W. 암스트롱은 지금으로부터 100년 전에 요료법으로 각종 환자를 치료하여 성공을 거둔 영국의 의사로서 현대 요료법의 아버지라 불린다. 미국에서는 1980년대 초에 요료법에 대한 연구가 활발히 진행되었다.

이미 수십년전부터 인도에서는 요료법만으로 질병을 고치는 전문 병원이 생겼고, 전 인도 수상이었던 데사이1977~1979년 역임는 1977년 뉴욕 타임즈와 인터뷰에서 "나의 건강법은 오줌을 마시는 것"이라고 말하여 화제가 되었다.

데사이는 100세가 넘어서도 40년간 매일 아침 한 컵의 요를 마시고 남은 것으로 요마사지를 했다. 새벽 4시에 일어나 아침 7시부터 저녁 8시까지 손님을 맞이하고 직접 물레질을 하여 실을 뽑아 옷을 만들어 입으면서 건강하게 살았다.

이웃나라 일본에서는 요료법을 실시하는 인구가 천만 명이 넘었으며, 요료법 치료를 전문으로 하는 병원까지 개원하여 각종 난치병 환자들이 많은 효과를 보았다. 그 환자들의 임상 사례들을 모아 책으로 발간한 것이 바로『요료법의 기적』이다.

1994년 3월에는 인도 방가로레에서 제2차 인도 요료법 치료학회가 개최되었다. 세계의 요료법 학자들이 모여 치료 성공담들을 연구 발표하였고, 독일의 신문 슈비겔지는 "요에 관한 인식을 새롭게 할 필요가 있다"라고 보도했다. 또한 중국에서는 요료법에 관한 서적이 약 10여권 정도 번역되었고, 국내에서도『불광』이라는 월간지에 처음 요료법이 소개되었다.

그 후 요료법에 관한 여러 번역물이 출판되었고,

MCL연구소 한국 지부를 중심으로 요료법 모임회가 만들어졌다.

질병에 좋다는 온갖 치료를 해보고 실패한 후에 결국 자연으로 돌아가 자연 치료에 의지하는 환자들이 늘고 있다. 그러나 요료법은 병이 깊어지기 전에 시작할 것을 권하고 싶다. 병이 깊어진 후에는 내부에 있는 신체의 자연 치유력이 상실되어 치료 효과가 쉽게 나타나지 않기 때문이다.

여러 가지 선입견을 버리고 용기를 내어서 요료법을 시작한 사람이라 할지라도 극복해야 하는 한 가지 난관이 있다. 바로 호전반응이라는 것인데 해독 과정에서 신체 내부에 있던 독소가 신체 밖으로 배출될 때 나타나는 증상이다. 일시적으로 병이 심해지거나 다양한 반응이 나타나기도 한다.

호전반응은 병이 오래된 환자일수록, 그리고 체질이 악화된 사람일수록 심하게 나타나기 때문에 요료법을 중지하는 경우도 있다. 어떤 사람은 약물이나 주사로 그 반응을 억제하려고 시도하는 사람이 있는데 당부하고 싶은 것은 그 어떤 약물도 사용하지 말고, 양을 줄이거나 일시 중지하여 기다려보라는 것이다.

이러한 고비를 잘 넘어서는 사람만이 요료법의 진가를 깨닫게 되며, 또한 호전반응은 이 책을 출판하게 만든 강한 동기가 되었다.

시행 첫날부터 심한 호전반응을 경험한 본인은 오퀸 박사의 책을 읽고 요료법에 대한 궁금증이 풀리게 되었고, 그것을 토대로 독자 여러분에게 쉽게 다가갈 수 있는 『의사가 권하는 요료법』을 발간하게 되었다.

이 책을 열심히 읽어서 독자 여러분의 건강을 되찾기 바라는 마음 간절하다. 또한 앞으로 많은 의사들이 요료법을 연구하여 불치의 병으로, 난치의 병으로 고통 중에 있는 환자들에게 생명의 빛을 주고 의학의 새로운 장이 열리게 되기를 기원한다.

끝으로 이 책이 나오기까지 여러 가지 도움을 주신 MCL연구소 한국 지부 김정희 회장님께 감사를 드리며, 책이 출판되도록 도와주신 도서출판 산수야 편집부 직원들, 그리고 주위 여러분께 감사를 드린다.

내과 전문의 李瑛美

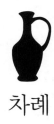

차례

Chapter 1   의사가 권하는 요료법尿療法

Chapter 2   요료법의 학설學說과 실제實際

장점과 단점 030 | 잃어버린 과학科學－요료법 034 |

역사歷史에 기록된 요료법 041 |

요에 함유된 중요한 물질들 045

Chapter 3   요료법 실시방법

요료법尿療法 054 | 신체 여러 장기臟器 질병들의 치료 064 |

주의사항 068 | 적절한 식이요법食餌療法 072 |

의학적 고찰 077 | 요료법에 관한 질문과 답변 081

Chapter 4 임상 사례臨床事例

암-종양腫瘍 092 | 심장병心臟病 109 | 신장병腎臟病 117 |

결핵結核 126 | 탈저脫疽 135 | 백혈병白血病 142 |

위질환胃疾患 147 | 대장질환大腸疾患 150 |

천식喘息 : Asthma 155 | 기침과 감기 159 | 열병熱病 163 |

상처와 화상 169 | 팔, 다리, 기타 관절의 통증 174 |

피부병皮膚病 177 | 안질환眼疾患 187 |

근이영양증筋異營養症, Muscular Dystrophy 193 |

염증炎症 196 | 기타 질병들 200 | 결 론 217

Chapter 5 요료법의 궁금증을 풀어드립니다

여러분은 이런 사실들을 알고 계십니까? 224 |

세계 각국의 요료법 현황 232 |

호전반응好轉反應의 실례實例 251 |

매일 달라지는 요尿의 맛 258 | 질병이 치유되는 과정 260 |

요尿에 함유된 물질 265 | 요尿의 사용법 271 |

중요 사항 276 | 가려야 할 음식 279

참고 문헌 282

오퀸 박사에 대하여 284

후기後記 286

Chapter 1

의사가 권하는
요료법尿療法

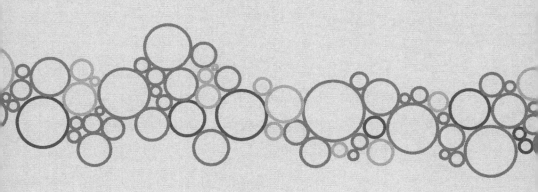

의사가 권하는 요료법

이 책에 수록된 대부분의 이야기는 직접, 간접적으로 '마나브무트라'MANAV MOOTRA; 자가 요료법, R. M. 파텔와 'THE WATER OF LIFE; 요료법 보고서J. W. 암스트롱'에서 인용한 것이다. '요료법 보고서'라는 책의 제목이 암시하듯 책의 제목만으로 요료법의 모든 것을 짐작할 것이다.

요료법을 모르고 있던 우리들에게 요료법의 지식을 알게 해 준 몇몇 분들에게 무어라 말로 표현할 수 없는 깊은 감사를 드리며, 또한 그분들께 큰 빚을 지고 있다는 생각이다.

이 책에 요약된 요료법은 전적으로 약의 도움없이 자신의 치유 능력治癒能力에 의존하는 치료법이다. "단 한 가지 필요한 것은 신체身體 내부에서 만들어지는 물질이다. 그것은 바로 무기산염과 호르몬, 그리고 신체에 필요한 중요 성분들을 상당량 함유하고 있는 사람의 요尿이다."

질병의 근본 원인은 간단하다. 신체 내부에 있어야 할 물질이 없거나 신체 내부에 존재하지 않아야 할 물질이 있기 때문이다. 과학은 우리의 신체가 질병에 걸리면 자신의 병을 고치는데 필요한 여러 가지 효소들을 스스로 만들어 내고 이러한 효소들이 사람의 요尿에 풍부하게 들어 있다는 사실을 발견했다. 우리의 신체는 훌륭한 약물을 추출해 내고 나아가 가장 완벽한 혈청과 항체를 만들어 내고 있다.

요는 잃어버린 건강을 되찾게 해주고 만성병을 제거하는 완벽한 강장제이다. 요는 나이가 든 사람에게 생명력과 젊음의 활력을 불어넣는다. 또한 항독 작용도 있다. 사실 요는 신체 내부에서 자연적으로 생성되는 물질로 인간뿐만 아니라, 생명이 있는 모든 창조물에게서 만들어진다. 어떤 질병이던 간에 초기에 체계적으로 요료법 치료를 한다면, 또는 다른 치료들로 인하여 병이 더 심화되기 전에 요료법 치료를 한다면 절대로 실패하지 않는다.

요료법은 외상이나 구조적 결함으로 인한 질병을 제외한 모든 종류의 질병을 치료하기 때문에 진단이 필요하지 않다.

"요는 신체 내부에 들어가 여과된다. 요는 물만을 마시면 더욱더 맑고 깨끗해진다. 첫째, 요가 신체를 깨끗하게 하고 막힌 곳을 뚫어주기 때문에 결국에는 질병으로 황폐화되어 제기능을 하지 못해 쓸모없이 되어버린 주요 장기들과 통로들을 재구성한다. 사실 폐, 췌장, 간, 뇌, 심장 등을 재정비하며, 뇌, 창자, 기타 장기의 세포들을 재생시켜 죽음의 질병이라고 일컬어지는 대장의 소모성 질환과 더 나쁜 형태의 장염까지도 치료한다. 요는 근육과 혈액, 그리고 중요한 조직에 필요한 생명의 액체인 것이다."

"신체에서 버려진 것들을 다시 신체 내부에 투여

하는 것은 옳지 않다."라는 주장은 오랫동안 논쟁의 대상이 되었다. 그러나 우리가 자연으로 돌아가지 않는다면 무엇을 찾을 수 있을까? 정원사들이 사용하는 퇴비를 예로 들어보자.

화학 비료 대신 떨어진 낙엽들을 땅에 묻어서 발효시켜 비료로 쓴다면 꽃들은 더 향기로워지고 과일들은 더욱 달콤해지고 나무들은 더욱 잘 자란다. 반대로 어떤 이유로 낙엽에서 생성되는 물질들이 고갈된 토양이 되면 그 토양에서 자란 나무들은 병들거나 빨리 죽게 된다. 자연이 쓸모없다고 생각되는 것은 잘못이다. 자연은 단지 우리가 자연을 이해하지 못하기 때문에 쓸모없다고 느껴질 뿐이다.

생물학적 본능의 하나로 동물들은 병에 걸리면 스스로의 오줌을 마시면서 전적으로 오줌에 의지한다는 사실을 우리는 알고 있다. 여러분들은 동물들이 끊임없이 자신들의 몸을 핥는 장면을 보았을 것이다.

"이런 방식으로 동물들은 그들만의 방법으로 독소를 빼낸다. 동물들은 매끼 식사 후에 이러한 행동을 함으로써 자신에게 맞지 않는 음식이나 독소가 들어 있는 음식을 먹었을 때 일어나는 해로움을 제거하고 균형을 맞추게 된다. 인간은 사회가 발달됨에 따라 이러한 생물학적인 보호 본능을 잃어버렸다. 따라서 오줌은 건강을 잃었을 때 몸의 균형을 되찾아주고 건강 상태를 보호하여 주는 생물학적 기능을 유지하는 데 필요한 것이다."

오늘날 의학 전문지식이 발달하고 광범위하게 사회를 지배하게 되면서 요료법은 거의 자취를 감추게 되었다. 대부분의 사람들은 진보된 의학기술이 발전된 문명의 징후라고 믿고 있다. 하지만 실제로 진보된 의학기술은 우리의 의학체계가 완전 실패작이란 사실을 보여주고 있다. 일주일에 수천 건의 수술이 진행되고 있지만 현대 의사들은 질병을 완치시키지 못하고 단지 억제할 뿐이라는 사실이 여러 가지 획기적인 방법으로 증명되었다. 암을 치료할 때 의사는 칼메스, 라디움, 방사선 요법보다 더 나은 치료법을 제시하지 못한다.

여러 가지 질병을 예방하고 치료하는 약제를 찾기 위한 연구비로 매년 수십억 달러가 쓰인다. 그

런데 왜 암과 심장병, 당뇨병으로 고생하는 환자들의 수가 점점 늘어나는 것일까?

질병을 치료하는 현대 의약품과 주사약, 그리고 라디움 등을 과용하면 여러 가지 좋지 않은 부작용을 낳고 그 부작용으로 인한 새로운 병이 생겨난다.

대다수의 의학 전문가들은 암과 심장병을 일으키는 주된 원인이 예방 주사 때문이라고 생각한다. 현재 암 치료를 살펴보면 초기에는 성공확률이 높아 보이나 얼마 지나지 않아 90% 이상이 재발하여 환자에게 생명이 다하는 날까지 참을 수 없는 고통과 계속되는 통증을 가져다 줄 뿐이다. 이에 비하여 요료법은 대용할 수 있는 유일한 치료법이다. 요료법은 자연적인 약물을 사용하여 완치를 보장한다.

열린 마음의 소유자는 만병통치약의 장점을 충분히 살려 건강을 되찾는 행운을 얻지만 닫힌 마음의 소유자는 마시기도 힘들고 외용약으로도 사용하지 못한다.

신은 인간과 각 생물체들의 육체적인 건강을 완

벽하게 보호하는 의사를 이 세상에 보내지 않았다. 그러나 신은 모든 생물체에게 오줌을 사용하여 건강을 유지하도록 설계를 해놓았다.

동물과 새, 곤충들은 자연에 의지하여 자신들을 보호하는 데 인간은 건강을 유지하기 위한 방법으로 외부의 도움에 의존해야만 한다는 사실은 우리로서는 납득하기 어려운 일이다.

각각의 생물체는 전적으로 자신에 의존하는 방법으로 자신들의 건강을 보호한다. 인간이 자연으로부터 멀어질수록 자신의 건강을 해치게 된다.

시인인 프리탐은 "바다 깊숙이 잠수할 수 있는 용기를 가진 자만이 진주를 얻게 될 것이요, 해변에 서서 바라보기만 하는 사람들은 그 어느 것도 얻지 못할 것이다."라고 말하였다. 요에 대한 혐오감을 버리고 요를 마셔야 한다. 그러한 사람만이 스스로 치유될 것이다.

Chapter 2

요료법의
학설學說과 실제實際

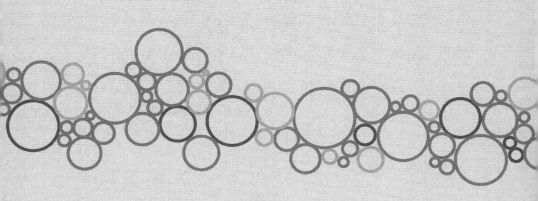

요료법의 학설學說과 실제實際

"호루스 오시리스의 아들, 그 강江의 요를 마셔라."
　　　　　　　　　　　　　－ 피라미드 경전(THE PYRAMID TEXTS)
　　　　　　　(기원전 3000년경, 세계에서 가장 오래된 책)
　　　　　　　　　　　　　　그리고 예수께서 말씀하셨다.
　　　　　　　　"너희 성령과 물로서 새로 태어나야 한다"

"이것이야 말로 훌륭한 치료제이며 최고의 질병
제거제이다. 그대의 예술 루드 라의 요尿… 감로甘露,
신들이 마시는 과즙, 그대의 요尿를 따르라."
　　　　　　　　　　　－ 아타르바베다(THE ATHARVAVEDA)
　　　　　베다는 아시아에서 가장 오래된 책이다(기원전 1500년경).

"신체의 음료수는 요尿이다."

- 사파타 브라마나(THE SAPATHA BRAHMANA)

(기원전 1000년경)

"신체의 음료수인 요는 만병통치약萬病通治藥이다."

- 아타르바베다(THE ATHARVAVEDA)

구약성경에서 인용된 구절

"정녕 내 백성이 두 가지 악행을 저질렀다. 그들은 생수의 원천인 나를 저버렸고, 제 자신을 위해 저수 동굴을, 물이 고이지 못하는 갈라진 저수 동굴을 팠다."

- 예레미야서 제2장 13절

"여호와께서 네 재앙과 네 자손의 극렬하게 하시리니"

- 신명기 28장 59절

"샘이 물을 솟구쳐 내듯이 그 도성은 죄악을 솟구쳐"

- 예레미야서 제6장 7절

"지혜 있는 자의 교훈은 생명의 샘이라 사람으로 사망의 그물을 벗어나게 하느니라"

- 잠언 제13장 14절

"참으로 내가 너에게 건강을 되돌려 주고 너의 상처를 고쳐 주리라"

- 예레미야서 제30장 17절

"주님의 집에서는 샘물이 솟아"

- 요엘서 제4장 18절

"그 날에 죄와 더러움을 씻는 샘이 다윗의 족속과 예루살렘 거민을 위하여 열리리라"

- 스가랴서 제13장 1절

"내가 여로보암의 집에 재앙을 내려 여로보암에게 속한 사내는 이스라엘 가운데 매인 자나 놓인 자나 다 끊어 버리되"

- 열왕기상 제14장 10절

"그들이 생수의 원천이신 주님을 버린 탓입니다"

- 예레미야서 제17장 13절

신약성경에서 인용된 구절

"의사야 너 자신을 고치라"

– 누가복음 제4장 23절

"우리를 구원하시되 우리가 행한 바 의로운 행위로 말미암지 아니하고 오직 그의 긍휼하심을 따라 중생의 씻음과 성령의 새롭게 하심으로 하셨나니"

– 디도서 제3장 5절

"거기 있는 병자들을 고치고"

– 누가복음 제10장 9절

"나를 따르는 너희도 … 영생을 상속하리라"

– 마태복음 제19장 28, 29절

"인자의 살을 먹지 아니하고 인자의 피를 마시지 아니하면 너희 속에 생명이 없느니라"

– 요한복음 제6장 53절

"예수께서 열두 제자를 불러 모으사 모든 귀신을 제어하며 병을 고치는 능력과 권세를 주시고 하나님의 나라를 전파하며 앓는 자를 고치게 하려고 내어 보내시며”

- 누가복음 제9장 1, 2절

“내가 생명수 샘물로 목마른 자에게 값없이 주리
니”

- 요한계시록 제21장 6절

“내가 주는 물을 마시는 자는 영원히 목마르지
아니하리니 내가 주는 물은 그 속에서 영생하도록
솟아나는 샘물이 되리라”

- 요한복음 제4장 14절

“이 백성들의 마음이 완악하여져서 그 귀는 듣기
에 둔하고 눈은 감았으니 이는 눈으로 보고 귀로
듣고 마음으로 깨달아 돌이켜 내게 고침을 받을까
두려워함이라 하였느니라”

- 마태복음 제13장 15절

장점과 단점

요료법의 장점들은 순회 이동하는 주술사들에
의하여 오래전에 서양 사회에 전해졌으며 “요는

모든 병을 고치는 치료제"로 알려져 왔다. 생명과학연구소는 특정 치료제를 광고하는 것이 아니라 다른 치료 약물을 사용하지 않고 단지 자신의 요를 가지고 질병을 치료하는 방법을 제시하고 있다. 요료법은 완벽한 천연의 치료법으로 전혀 돈이 들지 않는다.

장점들을 살펴보면 다음과 같다.

① 요는 쉽게 구할 수 있고 자연 그대로 자신을 방어하여 건강을 지켜준다.

② 요는 살균제이고 항독작용이 있으며 강장제이다.

③ 돈이 전혀 들지 않는 치료법으로 요가 주는 혜택은 매우 귀중하다. 필요한 것은 돈이 아니라 요료법에 대한 확고한 신념과 성실한 믿음이다.

④ 다른 어떤 약보다도 효과가 매우 우수하다.

⑤ 신체의 원기元氣를 북돋우며 무력감을 없애고 노화를 억제한다.

⑥ 요는 무해하며 절대로 신체에 해롭지 않다.

⑦ 영양분을 공급하며 소화를 잘되게 한다. 또 확실하고도 유일한 변비 치료제이다.

⑧ 신체 각 장기의 건강을 되찾아주고 신체를 보호한다.

⑨ 진단이 필요 없다.

⑩ 요료법은 남녀노소男女老少 모두에게 치료 효과가 똑같이 나타난다.

암, 백혈병, 심장병, 신장 기능부전증, 당뇨, 천식, 근 이영양증筋 異營養症 같은 만성병 중 일부는 요료법으로 완치되기도 하고 좋아지기도 한다.

급성 질환 - 귀머거리, 눈의 상처, 생리불순, 건선, 비만, 사마귀, 혹, 종양, 조로, 기억력 감소, 탈모, 폐렴, 백내장, 녹내장, 류머티즘, 야뇨증 - 도 며칠간의 요료법으로 종종 완치된다. 또한 질병의 말기에는 완전 치유가 어려우나 고통과 통증으로부터 벗어나게 한다.

위에 열거한 병의 종류가 많음에도 불구하고 그 질병들은 결국 한 가지 병으로 집약된다. 그것은 신체가 건강하지 못하다는 것과 몸이 불편한 상태라는 것을 뜻한다. 이런 상태를 치료할 수 있는 단 한 가지 약이 있는데 바로 환자 자신의 요이다.

요는 강력한 살균제이며 항독 작용을 갖고 있다. 병든 신체의 방어 체계를 자극하여 신체를 건강하게 하며 가장 치명적인 세균, 바이러스, 독소들에 대하여 면역 기능을 갖게 한다.

신체 외부에 사용하면 요는 피부를 청결하게 한다. 따뜻하게 데운 오줌이나 혹은 갓 누운 요를 사용하여 몸을 씻으면 피부가 부드러워진다. 다른 어떤 약보다도 환부를 빨리 아물게 하고 상처 부위를 신속히 가라앉게 하며 화상으로 인한 요료법의 학설과 실제 통증을 완화시킨다.

요료법은 비용이 들지 않는 간단한 가정상비약이며, 무해하다. 따라서 병을 진단하기 위하여 의사를 찾을 필요가 없고 치료를 위하여 수술을 하거나 다른 약을 쓸 필요가 없다.

요료법의 치료 원리를 논리적으로 설명하면 다음과 같다.

① 요는 생물체가 필요로 하는 모든 종류의 비타민을 공급한다.

② 신장腎臟으로부터 배설된 항원抗原과 항체抗體로
하여금 생물체에게 효과적으로 작용할 수 있
게 한다.
③ 요는 '생물체의 호르몬 조절 능력을 갖고 있
다' 라는 사실을 경험을 통하여 알게 된다.
④ 요에 함유된 마지막 대사 산물들은 호르몬이
특수한 작용을 일으킬 때 도와주는 역할을 담
당하고 있다.
⑤ 신장을 통과하는 미생물이 살아 있더라도 요
료법은 생물체로 하여금 미생물을 분해하여
독소와 항독소 같은 대사 산물을 만들어 낸다.

요료법의 진가眞價는 여러 효소들이 효과적으로
복잡하게 상호 연결되어 작용하기 때문에 나타난
다. 요료법의 효과는 셀 수 없이 많은 임상 실험을
통해서 증명된 만큼 경험에 기초를 둔 치료 방법
이다.
　요료법의 단점은 첫째, 사회가 치료의 한 방법으
로 요료법을 인정하여야 하는 것이다. 둘째, 치료
를 받아야 하는 환자가 요를 마셔야 하는 것이다.

최근에는 이 부분에 대해서는 다각적인 연구가 시도되고 있다.

만병통치萬病通治 치료제로써 요료법이 추천되지 못하는 몇 가지 장애물에 대하여 언급하고 싶다.

① 요에서 불쾌한 냄새가 난다고 사람들은 말한다. 맛 또한 좋지 않아서 요를 마실 때 구역질을 동반한다고 여겨져 왔다. 사람들은 요에 대한 혐오감으로 얼굴을 찡그리기도 한다. 요를 마셔 보려고 시도하지 않은 사람이 겪는 최초의 어려움이 바로 이러한 점이다. 그러나 어떤 약들은 요보다도 더 혐오스럽고 더 심한 악취가 나는 것을 나는 여러 번 경험하였다.

② 요료법은 지난 수백년 동안 유행했던 치료법이 아니기 때문에 우리는 요료법 적용 대상對象 질병에 관한 과학적 입증자료를 알지 못하고 있다.

③ 다른 치료 의술醫術을 지닌 개업의開業醫들은 자신들의 이익을 추구하기 위하여 문명이란 이름으로 필사적으로 요료법을 반대하고 있다.

④ 결론적으로 일반 사람들은 요료법에 대한 그
  릇된 편견과 생각들을 떨쳐버리고 새로운 것
  으로 바꾸어 보려는 도덕적인 용기가 매우 부
  족하다.

　여러 장점들을 따져 볼 때 사람들은 적어도 치료
의 한 방법으로 요료법을 시도해 볼 것이다. 요료
법은 단 하루의 치료만으로도 종종 유익한 결과를
경험할 수 있다. 건강에 관한 한 요를 마시면 손해
를 볼 일은 없고 얻는 것은 많다.
　진부한 표현을 인용하여 결론을 내리고 싶다.
"당신은 생명수에 관하여 사람들에게 알릴 수는
있으나 그들로 하여금 생명수를 마시게 할 수는
없다."

잃어버린 과학科學-요료법

　요료법의 효과에 관하여 이야기를 들은 사람이
라면 곧바로 건강에 유익한 요가 왜 지금까지 무

시되어 왔는지에 대하여 궁금할 것이다. 이에 대한 유일한 해답은 생명의 가치에 대한 우리들의 관점이 달라지고 있다는 것이다.

요는 2,000년 이상 치료제로 사용되어 왔다. 플리누스와 갈렌은 그들의 의학 서적에 요에 대한 내용을 기록했다.

요료법은 모든 질병에 듣는 만병통치약으로서 매우 값싸고 쉽게 구할 수 있는 약이다. 그러나 요가 신체에서 배설되고 있다 하여 혐오스럽고 불결한 물질로 여겨져서 교육을 받지 못한 사람들이나 문명인들은 말할 것도 없고 지식인들조차 요료법을 사장死藏시켰던 것이다.

인도에서는 요료법이 비밀로 전해져서 힌두교 수도자와 요가 수도자들만이 요를 가장 신성하고 효과적인 약물로 여겨왔다. 그들에게 있어 요는 병을 고치고 건강을 유지하는데 없어서는 안 될 필수불가결한 약으로 받아들여지고 있다.

이러한 신비의 치료제가 세월이 흐를수록 힌두교 수도자와 요가 수도자들 사이에서는 비밀로 간직하게 되었고, 외부 세계에 요료법을 누설하지 못하도록 단단히 조치를 취하였다.

요료법이 대중으로부터 자취를 감춘 두 번째 이유는 끝없이 오랫동안 지속된 교회의식이 요료법을 신비 속으로 사라지게 한 것이다. 일반적으로 사람들은 요료법을 경외하고 숭배하였으나 실제의 치료법으로는 생각하지 않았다. 이러한 여러 가지 이유에도 불구하고 요료법은 약간의 형태로, 혹은 또 다른 형태로 몇몇의 개업의들에 의해 널리 보급되었고 현대에까지 전해 내려오게 되었다.

요료법에 대한 첫 번째 과학적인 연구 결과로 20세기 초에 샤텐프라오흐 논문SCHATTENFRAOH' S PAPER — 요는 항원이 존재한다 - 이 발표되었다. 그러나 항원의 발견에 따른 치료적 탐구에 관한 이야기는 그 논문에 언급되지 않았다.

수년이 지난 후 러시아, 이탈리아, 프랑스, 호주, 독일 등에서 요를 주사하여 치료에 이용했다는 보고서들이 발표되었다.

제2차 세계대전 기간 중 요료법은 빛을 보지 못하다가 1947년 단 한 편의 보고서가 영국 런던에 사는 플레시Plesch에 의해 작성되어 「요를 이용한 치료법Treatment with Urine」이란 논문으로 스위스 의학 잡지에 매주 연재되었다.

요료법에 대한 의학계 사람들의 주된 편견은 '요료법이 비자연적非自然的이다'라는 생각이 지배하고 있었다. 그들은 신체에서 배설물로 제거된 물질을 다시 신체 안으로 넣어서는 안 된다고 믿고 있다. 또 다른 반대 의견은 요의 치료 용량이 확실하게 결정되어 있지 않고, 요에 들어 있는 유독한 물질들로 인하여 부작용이 나타날 수 있다는 생각 때문이다.

그러나 놀랍게도 의사들은 돼지의 위나 황소의 고환 같은 동물 시체의 각기 다른 부위部位들을 주사제나 혹은 경구 투여제로 사용하고 있다. 또한 대장균들이 입으로 투여될 수 있으므로 요료법을 단지 미학적인 이유로 반대하는 것은 납득하기 어려운 점이다.

사회와 마찬가지로 우리는 점점 자연自然으로부터

멀어져 가고 있으며 자연이 주는 여러 가지 혜택을 잊고 지내 왔다. 그것이 바로 진보적인 과학 시대라고 불리는 징후인 것이다.

아직까지도 자연이 주는 신비로운 선물에 의지하고 싶어 하는 사람들이 있다. 다른 여러 나라와 마찬가지로 인도사람들은 현대 문명의 발달된 이기利器를 전혀 모르는 채 자연이 가져다주는 혜택을 이용하여 해일과 억센 비바람으로부터 자신들을 지키며 살아가고 있다.

그들은 현대 생활이 가져다주는 유해한 영향들로부터 멀어지면 멀어질수록 그들의 무지가 주는 혜택이 소중하다는 것을 일깨울 것이다.

요료법의 치료 원리는 자연과 밀접한 조화를 이루고 있다. 따라서 치료법으로서의 요료법은 전혀 손색이 없다. 더욱이 요료법은 어느 누구의 종교적 신앙심에 흠집을 내지 않으며, 사람들로 하여금 자제하는 생활과 순박한 삶을 살도록 이끌어준다.

역사歷史에 기록된 요료법

전 세계에서 광범위하게 처음으로 요가 사용된 것은 비누 대용으로 쓰인 것으로 알려져 있다. 영국, 프랑스, 그 외의 여러 곳에서 요로 피부를 부드럽게 하고 자신들의 손을 씻어 피부를 윤기 나게 관리하던 전통이 있으며 여성들 사이에서는 아직도 그 전통이 이어져 내려오고 있다.

동부 시베리아 원주민들은 요리 재료들을 씻는 데 요를 사용하고 있다.

알라스카 원주민들은 몸을 씻을 때 자신들의 요로 먼저 씻은 다음에 물로 씻는다.

티벳의 라마승들은 요를 자유자재로 사용해 오고 있다. 그들이 건강을 유지하고 150세 이상 사는 것은 요가 가져다 준 기적인 것이다.

세상을 떠난 모리스 월슨 경은 히말라야 정상인 에베레스트산 탐험을 준비하기 전 라마승들로부터 요의 사용법을 알게 되어 등산 도중에 요를 마시고 요로 전신을 마사지하였다. 그리하여 그는 크고 작은 모든 질병들로부터 자신의 건강을 지킬 수 있었고 고도의 혹한 속에서도 그의 활력과 정력을 유지할 수 있었다.

사막을 여행하거나 바다를 항해하는 사람들도 요의 사용법에 익숙해져 있다. 준비한 음식과 물이 떨어졌을 때 사막의 여행자들은 요를 마셨고 그래서 안전하게 그들의 목적지에 도착할 수 있었다. 비슷한 이야기가 항해사들의 일지에 기록되어 있다. 폭풍에 배가 난파되어 마실 물과 음식 공급이 중단되었을 때 배에 남아 있던 승객들은 자신의 요를 마셨다고 한다. 그리하여 다른 배에의해 구조되거나 해변가에 도착할 때까지 생명을 유지할 수 있었다.

18세기 초 파리의 치과의사들은 치과 질환을 치료하는데 요를 사용하였다. 치아를 깨끗이 닦는데 사용되는 요는 매우 강력한 침투력이 있어서 아직도 유럽과 미국의 여러 지방에서 치약 대용으로 사용되고 있다.

스페인 켈티베리 지방에 살고 있는 사람들은 음식물과 의상의 청결함을 자부하고 있는 사람들이다. 그들은 건강을 좋게 유지하는 관습으로 치아와 신체 부위를 요로 씻는다.

나일강 상류에 사는 원주민들도 요로 입 안을 청결하게 씻었고, 영국과 독일 사람들은 요를 흰 붓꽃 가루에 혼합하여 치아 청결제로 사용하였다.

포르투갈의 농부들은 항해사들이 바다에 나가면 그러했듯이 요로 그들의 의복을 세탁하였다. 또한 미국으로 이민을 간 아일랜드, 독일, 스칸디나비아 여성들은 세탁물에 요를 첨가하여 의복을 세탁하였다.

1829년에 의사인 디오스코리즈Dioscorides는 뱀에 물리거나 약에 중독되었을 때, 전갈에 물리거나 미친개에 물렸을 때 등… 자신의 요를 마시라고 주장하였다. 1641년에 출판된 『영국의 보물The Englishman's Treasure』이라는 책에는 상처가 났을 때 요를 이용하여 상처 부위를 깨끗이 씻으면 환부가 치료되어 빨리 아물게 된다고 쓰여 있다.

페스트흑사병가 처음 유럽에 전염되었을 때 예방법은 바로 자신의 요를 마시는 것이었다. 고대 로마에서는 암과 궤양 등으로 고생하는 사람들이 자신의 요로 목욕을 하였다. 또한 부상당한 상처와 좌상, 타박상 등에 바르는 물약으로 요를 사용하였다.

남미에서는 흔한 부형약^{賦形藥 : 약을 복용하기 쉽게 하는 첨가물}으로 요가 사용되었으며 중국인들과 바타비아에 사는 말레이시아 사람들도 자유롭게 요를 사용하였다.

미국에서는 매릴랜드주와 버지니아주의 동부 해안가에 사는 사람들은 귀가 아플 때 요를 약으로 사용하였다. 또한 뉴잉글랜드에서는 황달의 확실한 치료제로 요가 사용되었다.

뉴욕 중심지에 거주하는 노인들은 사람의 요로 제조한 알칼리성 차를 만들어 마셨으며, 감기를 예방하기 위하여 라임수*를 만들었다.

오늘날에는 화장수를 제조하는데 요를 사용하기도 한다. 영국의 화학자들은 요를 사용하여 양질의 크림과 목욕 비누를 만들어 왔다. 이러한 사실은 이미 오래 전부터 요 사용이 유행되어 왔다는 것을 의미하며 우리는 전혀 그 사실을 모르고 있었던 것이다.

요에 함유된 중요한 물질들

호르몬

생물체 내에서 제기능을 다한 호르몬은 그대로 신장腎臟을 통해 상당한 양이 배설된다. 우리들이 알고 있는 바와 같이 병적病的인 상태에서 배설된 상당량의 호르몬은 중요한 역할을 수행한다.

호르몬은 내분비 기관에서 만들어지는 특수한 물질로 개개인마다 차이가 있으며 일반적인 특성을 가지고 있다. 호르몬들은 개별적으로 작용하는 것이 아니라 조절 기구의 통제를 받아 변화한다.

조절 기구의 아주 작은 변화가 호르몬의 평형 상태를 혼란시키며 1/1,000그램 혹은 1/1,000,000그램 같이 매우 미세한 변화가 세포와 조직 기능에 심각한 영향을 미치게 된다.

요는 이런 부조화적인 신체 상태를 비추는 거울과 같다. 따라서 소량의 요가 상당히 희석되었음에도 불구하고 병적인 상태에서 영향을 충분히 효과적으로 발휘할 수 있을까? 하는 궁금증이 풀리게 된다.

아쉐임Ascheim과 존덱Zondek이 1925년에 임신 초기에 분비되는 성선性線 자극 호르몬 – 프로람 B Pro1am B라고 불리는 난포호르몬 – 을 발견하였다. 그들은 임신한 여성의 요를 어린 쥐에게 주사하여 쥐의 난소가 4일 내에 임신 반응을 일으키게 하는 방법으로 임신 상태를 조기에 알 수 있는 진단법을 개발한 것이다.

또한 요는 강장제의 특성을 갖고 있다. 신체 자연적인 방어 구조를 자극하여 신체로 하여금 침투한 미생물과 병을 일으키는 병원균에 대하여 강력하게 대응하게 한다. 미생물과 병원균이 신체 내부로 침투하지 못하도록 강력하게 예방하는 특성도 갖고 있다.

비타민

지금까지는 단지 몇 가지 비타민만이 요로 배설되고, 배설량은 사람에 따라 다르며, 또한 섭취한 양에 따라 다르다고 알려져 왔다. 예를 들면 비타민 A는 정상 생물체에서는 배설되지 않으며 상당히 많은 양을 섭취하여도 배설되지 않는다. 그러나 결핵 같은 전염성 질환이나 종양 같은 병에 걸리면 비타민 A가 상당량 배설되어 심각한 비타민 A 결핍증을 초래한다.

비타민 B_1은 우유와 고기에 대부분 포함되어 있고, 15%가 요로 배설된다. 다발성 신경염에 걸리면 비타민 B_1의 배설이 감소되고 임신 중이거나 수유 시에는 요에 비타민 B_1이 대량 배설된다.

비타민 B_2는 비타민 B_1에 비하여 일일−日 요구량이 많고, 섭취량이 많으면 배설량도 많아진다.

비타민 C는 건강한 사람의 요를 통하여 배설된다. 알칼리성 요에서는 아스코르빈산 성분이 적어지고, 근육이 피로해지면 비타민 C의 배설량은 증가한다.

성장 물질

요를 통하여 다량의 성장 물질이 배설된다. 이들은 식물 호르몬이라고도 불리며 혹은 옥신이라고도 한다. 이 호르몬들은 장에서 단백질이 세균에 의해 부패될 때 만들어지며 옥신의 작용은 세포를 증식시키는 것이 아니라 세포의 크기를 늘리기 때문에 성장과 관련이 깊다.

항체抗體와 항원抗原

전염성 질환에 걸린 사람의 요에서 항체가 검출된다. 이것은 매우 의미가 있는 것이며 1931년 파스퇴르Pasteur에 의해서 증명이 되었다. 그 후에 환자의 요에서 중요한 특수 항원을 추출하여 치료에 이용하게 되었다. 알레르기 체질은 매우 효과적으로 치료된다.

발효 물질

비엔나 대학의 데카스텔로Decastello는 건강한 사람의 요에서 항빈혈작용이 있는 발효 물질을 분리했다. 요료법은 혈압을 조절하고 망상적혈구를 증가시켜서 빈혈 환자의 상태를 전반적으로 개선시킨다. 같은 종류의 발효 물질이 악성 빈혈로 고생하는 환자의 요에서 발견되었다.

펩신, 트립신, 아밀라아제, 리파아제, 말타아제 역시 건강한 사람의 요에 함유되어 있다.

요에 함유된 대사 물질과 아미노산, 염기, 환원

물질들이 의약품으로 사용되고 있는데 '아디슨씨 병Addison's Disease' 치료에 약물로 사용되고 있는 시스틴을 그 예로 들 수 있다.

요는 휘발성으로 약간의 알칼리 성분을 갖고 있는데 그 성분들은 매우 중요하다. 왜냐하면 알칼리 성분들이 위산 과다를 중화시키고 수많은 질병을 근본적으로 치료하기 때문이다. 요는 안면 부종, 현기증, 신경과민, 신경 쇠약, 무력감, 두통, 마비, 절름발이, 귀머거리, 일시 혼수상태, 무감각증, 머리, 뇌, 관절 등의 무감각증無感覺症에 가장 좋은 치료제이다.

또한 냉대하증, 기타 자궁의 질병을 치료한다. 요는 신장과 자궁에 발생한 폐색閉塞을 제거할 뿐만 아니라 신장 결석腎臟結石을 부수어 신체 밖으로 배설시킨다.

요료법은 신장염腎臟炎 치료에 탁월한 효과가 있으며 배뇨 장애排尿障碍 및 기타 비뇨기계와 연결된 모든 질병들 치료에 매우 효과적이다.

영양학자와 생화학자에 따르면 요에는 건강에 매우 유효한 물질과 신체에 영양을 공급하는 중요

성분들이 다량 함유되어 있다고 한다. 그 성분들 중의 하나가 요소尿素이다. 가장 높은 구성 비율을 차지하여 3,400밀리그램의 요 중에 1,459밀리그램의 요소가 들어있다. 요소는 신체에 필요한 가장 양질의 영양분이다.

요소가 약물과 혼합되어 반응이 일어나면 신체 내에서 요소 결핍을 초래한다는 사실이 한동안 알려져 왔었다. 하지만 여러 종류의 모든 알칼리 성분의 부족을 일으키는 것은 아니다. 대부분의 알칼리 성분은 요에 들어 있다. 요료법이 전혀 무해하다는 사실이 여러 과학 실험과 의학 실험을 통하여 밝혀졌다. 요는 생명의 물로서 새로운 혈액과 조직을 만들고 신체에 영양을 공급하며 활기를 북돋아주는 물질이다.

건강한 사람의 요에 함유된 성분들의 종류와 함유량에 대하여 열거해 보겠다. 다음 표는 사람의 요 100cc에 들어있는 성분들을 표시한 것이다.

성분	중량 /mg	성분	중량 /mg
요소(질소)	682.00	칼슘	19.50
요소	1459.00	마그네슘	11.30
크레아티닌(N)	36.00	염소	314.00
크레아티닌	97.20	황산염	91.00
요산(N)	12.30	무기황산	83.00
요산	36.90	무기 인산염	127.00
아미노(N)	9.70	수소이온농도(PH)	6.40
암모니아(N)	57.00	총산도(Total Acidity)	–
나트륨	212.00	1/10N산(I/IONacid)	27.80
칼륨	137.00		

　요 분석 결과 요에 함유된 모든 알칼리가 사람에게 매우 중요하다는 것을 알 수 있다. 여기에서 지적하고 넘어가야 할 것은 건강한 사람의 요 중 알칼리의 양이 매번 똑같지 않다는 것이다. 시간마다 다르고 음식물에 따라 알칼리의 양이 비례하여 달라진다. 또한 계절이 바뀌면 요의 성분 또한 달라진다.

　'요에 배설된 물질은 쓸모가 없고 신체에 유해하다' 라고 현대 의사들은 주장한다. 상기 분석표는 요의 화학적 검사를 토대로 하여 작성된 것으로 현대 의사들의 무지를 단적으로 보여주고 있다. 요의 성분은 모두 중요하다. 몇 명의 의사들은 요의 중요성을 자각하여 약과 함께 요를 사용하였고 요를 내복약으로 처방하였다.

자연은 오래 전부터 인간에게 매우 쓸모 있는 여러 가지 물질들의 효용성을 가르쳐 주었고, 요료법을 실행케 하여 많은 도움을 주고 있다. 인간은 자연의 다른 창조물과 같이 자기 스스로 치유할 수 있는 힘을 갖고 있는 것이다.

Chapter 3

요료법 실시방법

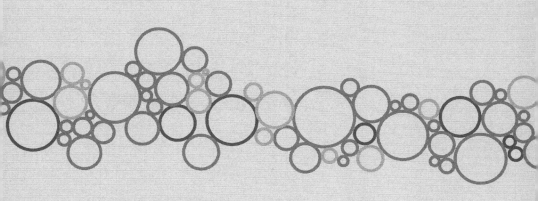

요료법 실시방법

요료법尿療法

질병의 원인 중에 80%를 차지하는 것은 해로운 음식을 먹거나 과식過食하기 때문이다. 그러한 음식이 소화되지 못하고 노폐물이 많이 생성되어 신체 여러 장기에 축적된다. 그 결과 폐, 심장, 간, 위, 신장 등과 같은 장기에 여러 가지 질병을 일으키며 고혈압, 당뇨병, 천식, 암 등과 같은 질병을 초래한다.

신체 내부에 쌓인 노폐물들이 부패될 때 세균과 미생물이 번식하여 유행성 독감, 장티푸스, 임질, 뇌수막염, 콜레라, 말라리아 같은 급성 질병을 일으킨다. 또한 신체 부위의 침범에 따라 편도선염, 기관지염, 위염, 장염, 맹장염, 신장염 등을 일으킨다.

위에 열거한 질병이 수없이 많음에도 불구하고 병은 오로지 하나이다. 노폐물과 독소가 신체 조직에 과잉 축적된 것이 그 원인이다. 따라서 한 가지 약 – 요$_尿$ – 만이 신체로부터 노폐물과 독소를 제거하고 세균과 미생물을 죽이며 신체의 방어 능력을 증강시켜 병을 치료하는 것이다.

신이 어린아이에게 엄마의 모유를 주어 영양을 공급하는 것과 같이 신은 인간과 모든 동물들에게 신체를 보호하고 질병을 치료하는데 필요한 요를 제공하였다. 그러므로 요료법이야말로 가장 우수한 강장제이며 어떠한 종류의 질병 – 암, 당뇨병, 고혈압, 심장병, 신장병, 결핵, 피부병, 나병, 말라리아 등 – 에도 효과가 있는 치료법이다.

요료법 실시 방법

요료법을 시작하려는 초보자에게 있어 어려운 일 중에 하나는 불쾌하게 느껴지는 요를 가지고 치료를 시작하는 것이다. 음뇨에 저항감을 느끼는 경우 갓 누운 요를 가지고 입안과 목젖 주위를 여러 차례 가글링구강과 목젖을 소리 내어 헹구는 행위하는 훈련을 거치는 과정이 필요하다. 오랫동안 가글링한 후 마지막 가글링할 때에 소량의 요를 삼키는 방법도 가능하다.

가글링 후에 남은 요로 잇몸을 여러 번 마사지하고 치아를 닦는다. 요를 마실 마음의 준비가 된 다음에 갓 누운 요 1/4컵을 하루에 세 번씩 마시기 시작한다. 점차적으로 양을 늘려 한 번에 한 컵씩 하루에 세 번 마시도록 한다.

① 건강을 유지하기 위하여, 또는 모든 전염성 질환을 예방하기 위한 예방 주사와 같이 안전하고 효율적인 효과를 기대하기 위하여 마시는 음뇨량:
   · 성인 : 매일 아침 처음 갓 누운 요 1/4~1/2컵60~120cc

· 유아 및 어린이 : 연령에 따라 1∼8 차 스푼30cc

② 가벼운 질병감기, 기침, 복부 팽만, 소화 불량 등

60∼120cc의 요를 하루에 세 번 마신다. 아침,
점심 후 두세 시간 지난 하오, 취침 직전에 세
번 마시는 것이 좋다.

③ 모든 종류의 급성 질환열병, 위장염, 두통, 흉통, 복통과 같은 갑
자기 발생한 통증

가능하다면 먼저 850cc의 따뜻한 온수로 관장
을 하는 것이 좋다. 2∼4일 동안 음식과 음료
수를 모두 중단하고 단식을 시행하면서 환자
자신의 요와 물만을 마신다. 이렇게 치료하면
2일에서 4일 내에 완전히 회복된다. 단식을 끝
낼 때에는 2∼3일 동안 오렌지 쥬스, 당근 쥬
스, 우유, 혹은 가벼운 유동식을 소량 먹는다.
그 후에 평소 즐기던 음식을 먹으면 된다.

④ 모든 종류의 만성 질병암, 나병, 결핵, 천식, 심장병, 신장병, 피
부병 등

㉮ 첫째로 850cc의 따뜻한 온수로 관장을 할 것.

㉯ 3일에서 30일에 걸친 완전 요단식을 할 것. 요단식 기간이 길면 길수록 암환자에게 더 좋은 효과가 나타난다. 오랜 기간의 단식 후에 단식을 중지할 때에는 7~10일 동안 당근 쥬스와 우유, 혹은 가벼운 유동식을 먹어야 한다. 오랜 기간 동안의 완전 요단식이 불가능하다면 완전 요단식을 3일간 실시하고 4일째 되는 날 저녁에 우유나 과일 같은 가벼운 음식을 먹도록 한다. 아니면 매일 정오에 우유나 과일 같은 가벼운 음식을 먹는 것이 차선의 방법이다.

㉰ 오래 묵힌 요를 가지고 머리부터 발끝까지 전신심장에서 가장 먼곳부터 심장 방향으로 마사지한다을 체계적으로 마사지 할 것.

요료법을 체계적으로 질병 초기에 실시한다면, 다시 말해 다른 치료들로 인하여 병이 더 심해지기 전에 체계적인 요료법을 시작한다면 위에 열거한 만성 질환들은 1개월에서 2개월 사이에 모두 완치될 수 있다.

* 중요 사항

요료법 치료를 할 때에는 환자 자신의 요를 사용하여야 한다. 그러나 잔뇨로 인하여 소변이 나오지 않거나 설사, 약물 중독, 뱀에게 물렸을 때와 같이 소변 양이 적을 때에는 건강한 사람의 요를 사용하기도 한다. 원칙적으로 남자의 요는 남자 환자에게, 여자의 요는 여자 환자에게 주어야 한다. 치료 기간 동안 다른 영양 공급은 필요하지 않다.

요마사지 방법

요마사지는 요료법에 필수적인 부분으로 요단식을 시행하는 동안 환자에게 영양을 공급하여 준다. 요는 매우 영양가 있는 피부 음식으로 마사지를 하는 동안 양손을 사용하여 요를 피부에 공급한다. 마사지는 좋은 운동이며 요마사지는 요의 메시지를 완벽하게 전달한다. 따라서 요를 사용하지 않고 시행하는 마사지는 파괴된 조직들을 재생시키지 못한다.

요마사지는 혈류 속도를 증가시켜 심장 박동을 진정시킨다. 사람의 피부는 두 가지 작용을 하는 장기이다. 액체를 흡수하는 동시에 공기 또한 흡수한다. 이런 이유로 성기게 짠 얇은 속옷이 추천되는 것이다.

요단식을 시행할 때에는 심장과 신장이 비정상적으로 일을 해야 하므로 심장 맥박수가 자연적으로 증가된다. 심장은 요를 소화하기 위해 더 많은 일을 해야 하므로 맥박이 빨라지는 것이다. 요마사지는 이런 부작용을 제거하는 역할을 한다.

요마사지를 하려면 최소한 4일이 지난 요가 바람직하다. 4개의 병을 준비한다. 각 병은 450cc 정도의 요가 들어갈 수 있는 크기의 병을 준비하고 1번부터 4번까지 라벨을 붙인다. 매일 다른 번호가 적혀진 병에 요를 모으고 4일이 지난 다음 1번 병에 저장된 요로 마사지하고 다음날에는 2번 병에 저장된 요를 사용한다. 요 자체는 살균력이 있어 병 안에서 미생물이 번식할 염려는 없다.

요마사지를 시행하기 전에 뜨거운 물이 들어 있

는 용기에 4일이 지난 요가 담겨있는 병을 10분 동안 넣어 두어 따뜻하게 데운다. 그 다음에 입구가 큰 넓은 접시 -손바닥을 넓게 펼칠 수 있는- 에 따뜻하게 데워진 요를 180cc정도 쏟는다. 손바닥으로 요를 퍼내어 이마부터 마사지를 시작하여 손바닥이 마를 때까지 계속한다.

양손은 반드시 심장을 향하여 움직여야 한다. 머리에서 아랫부분으로, 발끝에서 윗부분을 향하여 마사지한다.

요에 다시 두 손을 적시고 신체 모든 부분에 요 마사지를 계속한다. 암모니아 성분 때문에 요는 신체 각 부분으로 충분한 양이 빠른 속도로 공급된다. 머리에서 발끝까지 전신 요마사지를 하는데 소요되는 시간은 총 90분 정도가 된다.

· 이마, 얼굴, 목 부위 마사지 – 25분
· 복부와 등 마사지 – 20분
· 양쪽 상지팔, 팔뚝 마사지 – 15분
· 양쪽 하지허벅지, 다리 마사지 – 15분
· 발바닥과 발 마사지 – 15분

요마사지를 끝낸 후에는 가능한 한 따뜻한 햇볕 아래에서 1시간 정도 휴식을 취한 다음에 미지근한 물로 목욕을 한다. 요마사지 후 목욕을 할 때에는 절대로 비누를 사용하여서는 안 된다.

이런 방식으로 요마사지를 하면 전신에 쌓였던 독소들이 파괴된다. 요에 함유되어 있는 비타민, 호르몬, 효소, 염기와 같은 영양분이 각 신체 조직에 공급된다. 오로지 물만 마시며 단식하는 사람들이 허약해지는 것과는 달리 요단식을 시행하면 요를 통하여 충분히 영양이 공급되어 환자는 허약해지지 않는다.

요습포는 커다란 부스럼이나 무기武器로 인한 부상, 염증, 화상, 암으로 생긴 혹, 발진, 눈에 생긴 염증 등에 사용된다. 헝겊의 4배가 되는 두께의 천으로 패드를 만들어서 요에 흠뻑 적신 다음 상처 부위에 갖다 댄다. 일정한 간격으로 패드를 요에 적셔서 축축한 상태로 유지하고 필요에 따라 여러 시간 요습포를 계속한다. 요단식 중에도 요습포를 실시할 수 있다.

이런 방법으로 요에 존재하는 항체가 신체 내부

로 침투되어 신체 내외에서 질병을 퇴치한다. 자신의 요가 충분하지 못한 경우에는 건강한 사람의 요를 외부에 바르는데 사용할 수 있다.

요尿 근육 주사 방법

요를 마시는 치료법에 심하게 저항하는 환자에게 요를 근육 주사할 수 있다.

· 치료 용량 : 일주일에 3회, 1회에 1~10cc의 용량으로 요를 근육 주사한다.

주사하기 바로 직전에 누운 요를 깨끗한 컵에 받아 둔다. 끓는 물에 소독을 한 주사기에 요 1cc를 넣어 근육 내에 주사한다. 매회 05cc씩 용량을 늘려서 1회에 10cc까지 증량한다. 관절염과 천식 등과 같은 만성 질환에는 필요하다면 매일 근육 주사한다.

신체 여러 장기臟器 질병들의 치료

눈, 귀, 코, 인후, 피부, 여성 생식기 등의 질병의 원인은 하나다. 이것은 이들 조직내부에 독소와 배설물들이 축적되어 일어나기 때문이다. 따라서 여러 장기에 생기는 질병 치료는 모두 같다.

한 명의 환자가 고혈압과 심장병, 당뇨병, 피부병, 안질환, 귓병 등 온갖 질병을 모두 갖고 있다 하더라도 요료법으로 이 모든 질병들이 동시에 치료될 수 있다. 환자는 의사의 진단을 받을 필요가 없다. 무엇보다 빠른 시일 내에 병을 낫고 싶어 하는 환자가 있거나 혹은 환자가 아픔을 느끼는 순간부터 가능한 한 바로 요료법으로 치료를 시작하여야 한다. 그리하면 환자는 큰 고통으로부터 벗어나게 될 뿐 아니라 진단과 치료 과정에 소요되는 경비를 줄이고 불필요한 수술 등의 시간 낭비를 줄일 수 있다.

안질환
하루에 1~2회 갓 누운 요로 눈을 씻는다. 가능

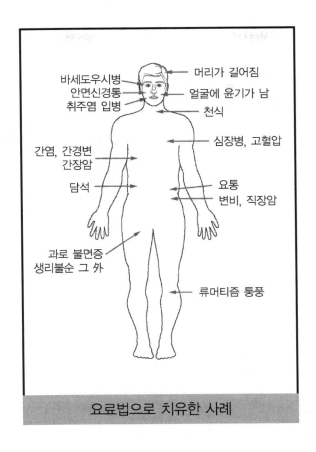

바세도우시병
안면신경통
취주염 입병

머리가 길어짐
얼굴에 윤기가 남
천식
심장병, 고혈압

간염, 간경변
간장암

담석

요통
변비, 직장암

과로 불면증
생리불순 그 外

류머티즘 통풍

요료법으로 치유한 사례

하면 유리로 만든 안구眼球컵을 사용하여야 한다. 일반 유리컵에 요를 받아 10분간 놓아 두어 고형 물질이 침전되기를 기다렸다가 상층에 있는 맑고 투명한 요를 다른 유리컵에 60~90cc정도 따른다. 안구컵의 1/2~3/4컵 정도가 되도록 맑고 투명한 요를 담고 머리를 아래로 기울여 눈을 감고 안구컵을 눈 주위에 갖다 대고 밀착시켜서 요가 컵 밖으로 흘러나가지 못하게 한다.

고개를 위로 한 후 다시 안구컵 안에서 5분 동안 눈을 감았다 떴다 반복하고 눈동자를 상하좌우로 움직인다. 그리고 다시 고개를 숙여서 안구컵을 떼고 요를 쏟아버린다.

이런 방법으로 반대쪽 눈을 씻는다.

귓병통증, 진물, 귀머거리, 현기증 등

오래 묵힌적어도 4일이 경과된 요를 따뜻하게 데운 다음 하루에 두 번씩, 한 번에 5~7방울을 귀에 넣는다. 귀의 통증으로 고통이 심할 때에는 발효시킨 따뜻한 요를 귀 안에 넣고 귀 주위에도 바른다. 또한 매번 목젖 주위를 가글링하고 그 때마다 요를 삼키도록 한다.

콧병과 축농증

따뜻한 요를 코로 들이마시거나 분무기나 가습기를 사용하여 코에 넣는다.

구강, 인후 질환구내염, 편도선염, 인두염 등

갓 누운 요로 가글링을 하거나 분무기나 가습기를 이용하여 요를 목젖에 뿌린다.

치과 질환치은염, 치조농루, 잇몸 궤양, 흔들리는 치아 등

잇몸을 갓 누운 요로 마사지한다. 솜뭉치를 요에 적셔서 하루에 두 번씩 통증 부위에 갖다 댄다.

치질, 누관, 항문 균열 등

취침 전이나 대변을 보고 난 뒤에 요에 적신 솜뭉치 조각을 항문 안으로 넣어둔다. 그렇게 하면 통증이 멈추고 출혈과 부종도 가라앉는다. 누관 부위나 항문 균열 부위에 요를 바른다.

여성 생식기 질환냉대하, 과다한 출혈시 등

취침 전, 필요하다면 낮에 1~2회 요에 적신 솜뭉치 조각을 질 깊숙이 넣는다.

주의사항

요는 축적된 노폐물과 여러 겹 쌓인 해로운 독소, 장에 붙어 있는 유해한 물질, 흉부와 폐 그리고 위에 고여 있는 점액, 기타 쌓인 이물질들을 깨끗이 씻어낸다. 그런 것들이 설사나 구토를 통하여 신체 밖으로 배출된다.

설사나 구토 같은 반응이 일어나더라도 놀랄 필요가 없다. 신체 내부에 축적된 독소가 신체 밖으로 많이 빠져나갈수록 신체는 그만큼 더 깨끗해지는 법이다. 냉정한 마음으로 이러한 반응들을 지켜보아야 한다.

또한 자연적으로 치료가 되도록 내버려두어야 한다. 이성을 잃고 내복약을 복용하거나 외용약을 발라서는 안 된다. 이 반응을 억제하는 약은 없다. 요료법에 대한 확신이 없다면 요료법을 중지하고 다른 치료를 시행하여야 한다. 일주일 이상 요단식을 실시하다가 중지할 때에는 요단식 때보다 더 세심한 주의가 필요하다. 단식이 끝난 후에도 수일 동안 식이요법과 식습관을 철저히 통제하여야 한다.

요단식 중에는 가슴이 두근거리고 맥박이 빨라지는데 이러한 증상이 나타나더라도 요단식에 대한 믿음을 버려서는 안 된다. 머지않아 자동적으로 심장 운동과 맥박이 정상으로 돌아온다. 신체요마사지를 규칙적으로 열심히 계속하면 맥박수는 심하게 증가되지 않으며 신체가 약해지는 것을 느끼지 못한다.

음식에 들어있는 알칼리 성분이 순수한 형태로 요에 함유되어 있으므로 요마사지를 하면 피부를 통하여 환자에게 충분한 영양 공급을 하게 된다. 따라서 환자는 공복으로 인한 어떠한 무력감도 느끼지 못한다. 요가 신체에 침투되는 양에 따라 영양을 공급받게 된다.

요마사지를 5일 혹은 7일간 계속한 후에 환자는 가려움증을 경험하게 된다. 이 증상 또한 걱정할 문제는 아니다. 요마사지를 계속하면 가려운 증상은 점차적으로 가라앉는다. 때로는 신체 내부에 쌓인 열기가 신체 밖으로 분출되기도 하고 빨간 반점을 동반한 작고 하얀 색의 뾰루지가 온 몸에 생기기도 한다.

요마사지 후에 심한 발열이 나타나기도 한다. 뾰루지는 신체 내부에 축적된 열기에 비례하여 나타난다. 이런 증상이 나타날 때에는 뾰루지에 약간의 압력을 가하여 요마사지를 한다. 작은 뾰루지가 터지면서 요가 뾰루지 안으로 들어가게 해야 한다. 한 시간이나 두 시간 지난 다음에 미지근한 물로 목욕을 한다. 백선, 가려움증, 습진 등 다른 피부병이 2주일 내에 사라진다.

요료법은 금연 후, 금주 후, 또 마약을 중지한 후에 실시하여야 한다. 신체 내부에 축적된 독소들이 신체 밖으로 빠져나갈 때 질병의 뿌리가 뽑히게 된다. 독소가 배출될 때 세 가지 출구를 통하여 나간다. 첫째는 뾰루지를 통해, 둘째는 열을 동반한 발진, 셋째는 수시로 대변을 보는 형태로 항문을 통하여 독소가 빠져나간다. 요료법을 시행하다 보면 이 세 가지 반응이 모두 나타나기도 한다. 기침이나 감기 형태로 신체에 쌓였던 독소가 천천히 배출되기도 하는데 이런 경우 구토가 일어날 수도 있다. 이와 마찬가지로 쌓였던 독소가 여러 가지 형태로 배출되면 설사는 일어나지 않는다.

위와 같은 방식으로 독소가 배출되지 않으면 요단식 기간 동안 계속적으로 구토와 설사를 반복할 수 있다. 이러한 반응 역시 걱정하지 않아도 된다. 자연이 하는 방식대로 내버려 두어야 한다. 가만히 기다리면 자연의 방식대로 저절로 낫게 되어 확실한 효과를 보게 된다.

이런 반응들을 중지시키기 위하여 절대로 약이나 주사를 투여해서는 안 된다. 그 이유는 약이나 주사약이 매우 해롭기 때문이다. 요료법 치료를 계속하다 보면 자동적으로 이 반응들이 가라앉게 된다. 이런 반응을 경험할 때 놀라지 말고 또 이런 반응이 일어나지 않는다 하더라도 역시 놀랄 일이 아니다.

뱀에게 물리거나 자신의 요를 사용할 수 없을 때에는 다른 사람의 요를 사용할 수 있고 이렇게 드문 사례가 발생할 때에는 외부적으로만 사용이 가능하다. 건강한 사람의 요를 외용약으로 바르는데 사용하기 때문에 뱀에게 물릴 때와 같이 매우 예외적인 경우에 한해서 건강한 사람의 요를 마실 수 있다.

> ＊ 중요 사항
>
> 요의 사용은 앞 장에 기술한 대로 과학적으로만 사용되어야 한다. 다음 장에 수록된 내용을 참고하여 반드시 먹어야 할 음식과 먹지 말아야 할 음식에 대한 적절한 식이요법을 실시하여야 한다.

적절한 식이요법食餌療法

"사람들이 특별한 규칙을 정하여 정확하게 어떤 음식을 먹어야 하고 또 어떤 음식은 먹지 말아야 한다고 규정하는 것은 현명하지 못한 처사이다. 왜냐하면 기후와 환경 그리고 개인적인 특이체질이 각기 다르기 때문이다. 예를 들어 에스키모 사람들이 브라질 사람들과 똑같은 음식물을 먹고 살 수는 없다. 개인적인 특이체질은 다양하게 나타나고 그들 중 일부는 매우 특이한 반응을 일으키기도 한다."

온대 지방에 사는 사람들에게 제일 좋은 일반식이란 적당한 분량의 고기, 닭고기, 계란, 생선, 샐러드, 찐 야채, 통밀 빵, 계절에 나는 과일들, 현미, 적당량의 버터, 그리고 가장 우수한 감미료인 꿀을 들 수 있다.

"모든 통조림 식품, 두 번 조리한 음식, 흰 빵과 흰 설탕처럼 가공된 음식과 도정된 백미 그리고 저온 살균 우유 등은 피하여야 할 음식이다. 고추나 겨자 등의 양념과 조미료 역시 피하여야 한다. 그 중에서도 제일 해로운 것들은 우리가 즐겨 문명이라고 부르는 통조림 고기와 가공된 음식과 저온 살균 우유 이렇게 세 가지이다."

"흰 설탕과 흰 빵은 제당 업자와 제분 업자들이

오로지 돈을 벌기 위하여 만들어 낸 것이다. 흰 설탕은 정제 과정을 통하여 모든 알칼리 성분을 제거한 것으로 전적으로 산성 식품이다. 지난 19세기 부도덕한 의사가 황설탕에서 '벌레' 한 마리를 찾아내어 황설탕을 그대로 유통시키고 소비하는 것은 부적합하다고 발표하였다. 저온 살균 우유도 마찬가지이다. 중요한 것은 고온 살균 우유처럼 신선도를 측정할 수 없기 때문에 저온 살균 우유가 신선하지 않을 때 팔릴 수 있다는 점이다."

"사람들은 저온 살균 우유가 목장에서 금방 나온 우유라고 생각한다."라고 맥퀴스텐이 언급하였다. "그것은 단지 영양분이 부족한 반쯤 끓인 우유에 지나지 않는다. 만일 그것을 송아지에게 주면 송아지가 죽고 쥐에게 먹이면 쥐는 생식기능을 발휘하지 못한다. 산아 제한의 한 형태인 것이다."1940년 3
월 2일 데일리 미러지

"암 발생률이 채식주의자에게 낮다는 이유로 몇 명의 열광적인 채식주의자들은 육류 섭취가 암을 일으키는 주된 원인이라고 단언하였다. 그러나 만약 이 말이 사실이라면 채식주의자를 제외한 모든

74

사람들 암이 주로 발생하는 나이보다 먼저 죽지 않는 한 은 예외 없이 암으로 인하여 사망하게 된다는 결론에 도달한다. 그러나 채식주의자들 역시 암에 걸리고 암으로 사망하기도 한다."

암이 발생할 수 없다는 것은 전적으로 건강한 생물체임을 뜻한다.

인도적인 이유로 갑자기 채식주의자로 바꾼 사람들은 고결한 마음 때문에 종종 고통을 받는다. 자연은 이런 종류의 급작스런 변화를 싫어한다. 반대로 채식주의자들의 의견과 일치하지 않는 생각을 가졌다 하여 갑자기 육식으로 바꾸면 그들 역시 식습관 변화에 따른 대가를 치루어야 한다. 병명을 모르더라도 자신의 신체 상태나 질병의 성질에 따라 요단식의 기간을 조절한 후 식습관을 바꾸면 앞서 열거한 문제들은 일어나지 않는다.

인간이 요를 마시고 엄청나게 오랜 시간을 견딜 수 있다는 것이 일반적인 통념이다. 기록에 나타난 최장의 요단식 기간은 101일이다. 벌에 쏘여 한쪽 눈이 안보이게 된 사람이 101일 동안 요단식을 한 것이다. 그러나 이렇게 긴 요단식은 요료법의 중추적 역할을 하는 요마사지와 음뇨를 병행하지 않는다면 불가능하다.

대부분의 경우 질병의 원인은 사람들이 섭취하는 음식에 있는 것이 아니라 음식의 결핍으로 병이 생기게 된다. 혈액과 조직을 건강한 상태로 유지시키기 위해 사용되는 무기산염들이 음식에 들어있으나 사람들이 그런 음식을 섭취하지 않기 때문이다.

때때로 특정 환자에게 요단식을 실시하는 것은 위험하다. 특히 저혈압 환자나 심장 기능이 약한 환자들에게는 절대로 요단식을 실시해서는 안 된다. 이런 환자들은 음뇨와 요마사지를 병행하면서 간소한 음식을 먹어야 한다. 이러한 치료 방법으로 치료 기간이 길어지지만 저혈압 환자나 심장 기능이 약한 환자들에게는 약간의 음식을 먹으며 요마사지와 음뇨를 병행하는 치료법이 절대적으로 필요하다.

요단식을 중지할 때에는 매우 세심한 주의가 필요하다. 그 이유는 신체가 고형 음식에 적응하여야 하기 때문이다. 일반적으로 오랜 단식 후에 곧바로 평소 먹던 음식을 먹어서는 안 된다. 따라서 요단식 후에는 미음부터 시작해서 서서히 고형 음식으로 단계를 높여가야지 고형 음식을 곧바로 먹는 것은 매우 위험하다. 이 사실을 절대 잊지 말아야 한다.

요단식 후에 반드시 미음이나 오렌지 쥬스, 당근 쥬스 같은 액체 성분으로 된 유동식으로 시작하여야 하며 그 후에 위의 상태에 따라 음식을 가려서 먹어야 한다.

의학적 고찰

"요료법은 만병통치약으로 암, 심장병, 당뇨, 결핵, 나병 등을 포함한 모든 종류의 질병에 걸린 환자를 치료하며 이것은 지난 60년간 소련, 이탈리아, 프랑스, 독일, 인도 등에서 수없이 많은 임상 실험을 통하여 자세하게 증명되었다.

요에는 중요한 성분들이 들어 있다. 따라서 요료법은 신체의 방어 작용을 자극하여 병든 육체를 건강하게 만들고 가장 치명적인 박테리아, 바이러스, 독소 등에 대항하는 면역 능력을 갖게 해주며 모든 종류의 질병을 치료한다."라고 의사 P. D. 데사이는 말하였다.

전 인도 수상이었던 모랄지 데사이는 다음과 같이 언급하였다.

"나는 개인적으로 여러 난치병들이 요로법으로 완치된 몇 가지 임상 사례를 알고 있다. 요로법은 간단하며 비용이 들지 않는 무해한 치료법으로 인도와 같이 가난한 나라에서는 큰 혜택이라 아니할 수 없다."

우룰리 칸찬에 위치한 힌두교 계통의 자연요법 치료소 원장인 슈리 발코바 바브는 "요로법은 대증요법對症療法, symptomatic therapy : 병원 치료가 어렵거나 긴급을 요하는 경우에 겉으로 드러난 증세만을 다스리는 치료법, 인도 약초치료법Ayurved, 유사 요법Homeopathy : 건강한 사람이 'A' 라는 약물을 대량복용한 후에 'B' 라는 질병에 걸리게 된다면 'B' 와 같은 질병에 걸린 환자에게 'A' 라는 약물을 소량 투여하여 'B' 라는 질병을 치료하는 요법, 동종 요법同種療法이라고도 한다. 등 약에 의존하는 다른 치료법보다도 우수한 치료법이다. 약이 필요 없고 수술도 하지 않는 요료법이야말로 자신의 병을 자신의 의지로 스스로 고치는 치료법이다."라고 말하였다.

약학 박사이며 의사인 윌슨 다이크만 박사는 영국에서 잘 알려진 의사로 연구 논문을 발표하였는데, 논문 중의 일부를 보면, "신체 조건에 따라서 각 환자마다 요의 성분이 달라진다. 요는 구조적 결함이나 외상을 제외한 모든 질병을 치료하는 가장 좋은 약이다. 약의 종류는 삼천 가지가 넘는다. 요의 성분이야말로 적절한 약을 선택할 때 의사가 범하게 되는 실수를 면하게 한다. 실제로 내부의 치유력으로 고칠 수 없는 병은 외부의 힘으로도 치료될 수 없다."

시릴 스코트는 『의사와 질병과 건강Doctors, Disease and Health』이란 그의 저서에서 박스터가 실행했던 요료법에 대해서 다음과 같이 언급하였다.

"박스터는 규칙적으로 자신의 요를 마셔 왔으며,

요 사용법에 대한 여러 편의 논문을 저술했다. 그는 장수하였으며 요습포와 음뇨를 함으로써 악성 종양을 제거했다. 또한 간단한 요료법으로 다른 여러 기타 질병들을 치료하였다. 박스터는 요가 세상에서 가장 강력한 살균제라고 굳게 믿고 있었으며 미래의 질병에 대비하여 하루 세 컵의 요를 마셨다. 요를 마시는 것은 절대로 해롭지 않으며 신체에 매우 유익하다고 주장하였다. 그는 시력을 보호하기 위하여 요를 눈에 넣었고 상처, 부종, 발진에 요를 발랐다. 요는 변비 치료제로서 효과가 높다."고 말하였다.

의사 로렌스 E. 램은 요의 순수성에 대하여 "사람들은 종종 요와 대장으로부터 나오는 음식 찌꺼기인 대변을 혼동한다. 요는 깨끗하며 무균 상태이다. 왜냐하면 무균 상태인 당신의 혈액에서 요가 만들어지기 때문이다."

WHO 전 회장이며 지도자였던 N. S. 칸다우는 WHO 보고서를 발표하면서 다음과 같이 경고하였다.

"다음 20년 동안 수백만의 사람들이 기생충에 감염될 것이다. 그리고 그 어떠한 약도 기생충 질환 치료에 효과가 없을 것이다."

인도 당뇨병협회 부회장인 의사 아자온카는 뉴스 대담에서 아래와 같이 말하였다.

"당뇨병은 수년 전만 해도 사망 순위 제20위로 평가되었으나 지금은 사망 순위 제7위가 되었다. 더욱이 당뇨는 완치되는 병이 아니라 단지 조절되는 병이다. 심장병, 신장병, 천식, 골관절염 등과 같은 만성병 역시 같은 운명으로 치유되는 질병이 아니라 단지 조절될 뿐이다."

요료법에 관한 질문과 답변

문 | 요료법으로 치료될 수 있는 질병들은 무엇입니까?

답 | 요는 어떤 특별한 병을 위한 약물이 아닙니

다. 요는 자연이 주는 혜택으로 신체의 건강을 유지하기 위하여 사용되고 어떤 종류, 어떤 질병이든 간에 모두 치료합니다.

문 | 그렇다면 진단이 필요합니까?

답 | 앓고 있는 증상이 어떤 특수한 질병인가를 진단할 필요는 없습니다. 요료법은 숨은 범인을 찾아내는 경찰처럼 질병을 추적합니다.

문 | 이야기가 매우 신기하게 들리는데 왜 요료법이 지금까지 알려지지 않았을까요?

답 | 고대로부터 내려온 과학적인 요료법과 요료법의 치료 능력은 결코 사라진 것이 아닙니다. 과거에도 우리와 함께 존재하였고 지금도 우리 곁에 있습니다. 그러나 편견으로 가득 찬 현대화된 우리들의 사고는 요료법이 이해되는 것을 허용하지 않습니다. 곤충과 새, 물고기, 네 발 달린 짐승들은 이미 본능적으로 요를 사용하여 건강을 보존하고 있습니다. 인간만이 자신들의 지적 능력에 중독되어 요료법을 무시하고 있는 것입니다. 인간들은 자신들의 기술과 지식을 주로 이기적인 목적을

위하여 사용하고 있습니다.

문 | 어떻게 이런 중요한 물질을 우리들이 잊어버리게 되었을까요?

답 | 우리가 자연을 멀리하고 겉으로 드러나는 아름다움만을 추구하는 잘못을 범하여 왔기 때문입니다.

문 | 요료법의 한 가지 단점이 있다는 사실을 당신은 분명히 인정해야 합니다. 그 한 가지 단점이란 요에서 풍기는 혐오스럽고 불쾌한 냄새입니다. 이러한 단점을 없애는 방법이 있습니까?

답 | 맛과 냄새는 단지 습관習慣에 불과할 뿐입니다. 홍차를 끓이는 사람은 술 냄새를 싫어하고 맥주를 마시지 않는 사람은 맥주가 오줌 맛처럼 느껴집니다. 특정한 맛이나 냄새를 좋아하고 싫어하는 것은 단지 우리가 자라오면서 개발된 습관에 불과한 것이라고 나는 생각합니다. 그러나 요료법의 개념을 거부하는 대다수의 사람들이 오히려 매우 쓰고 역겨운 냄새가 나는 약을 먹고 신체 통증을 없애기 위하여 무서운 방사선 치료를 받으려고

한다는 사실은 모순된 행위입니다.

최근에는 파동의 원리를 이용한 기기를 사용해서 요의 효과를 일반 냉수에 전사하도록 해 그 냉수를 마심으로써 요를 마신 효과를 얻도록 하는 방법도 연구 중에 있습니다.

문 | 어떤 사람이 요료법을 실시하여야 하는지요?

답 | 건강한 사람은 매일 음뇨를 할 필요가 없습니다. 그렇지만 질병 예방 목적으로 소량의 요를 계속 마실 수 있습니다. 유행성으로 질병이 만연할 때나 유행성 질병이 일어나기 전에 요료법은 가장 좋은 예방법입니다. 환자에게 요료법은 완벽한 건강을 찾아 주는 열쇠입니다.

문 | 어떠한 방법으로 요를 사용하는지요?

답 | 요는 어떤 질병이든 관계없이 아래와 같이 사용될 수 있습니다.

① 질병의 중증도에 따라 신체 요구량에 비례하여 규칙적으로 요를 마실 것.

② 전적으로 요와 물만을 섭취하는 요단식을 실시할 것. 왜냐하면 신체 내부에 있는 모든 독소를 제거하는데 요단식이 필요하기 때문이다.

③ 묵힌 요4~5일로 전신을 매일 장시간 마사지할 것.

④ 상처와 혹, 발진, 화상 등으로 요마사지를 시행할 수 없을 때 천 조각을 요에 적셔서 환부에 붙여두고 요를 계속 끼얹어 요습포를 축축하게 젖은 상태로 유지하여야 한다.

⑤ 요마사지가 불편하게 느껴지는 예민한 신체 부위복부 등에 요마사지 대신 요에 적신 천 조각을 갖다 대어 사용한다.

문 | 특별한 질병에 필요한 요단식 기간은 정해져 있습니까?

답 | 사전事前에 단식 기간에 대하여 언급된 것은 없습니다. 가끔씩 중증의 질병은 자질구레한 잔병들을 동반합니다. 요마사지와 음뇨를 시작하면 자질구레한 잔병들은 곧 없어지기 시작합니다. 수많은 질병들이 단순한 요마사지만으로도 완치됩니

다. 중증이며 만성적인 질병은 요마사지와 물과 요로만 이루어진 요단식을 병행하여야 완치됩니다. 그러므로 특별한 질병을 완치하는데 어느 정도의 시간이 소요되는지 그 시간의 한계를 정하는 것은 쉽지 않습니다.

문 | 치료 기간 동안에 부작용이 나타날 가능성이 있습니까?

답 | 만약 주의 깊게 치료를 시작하고 처방해 준 방법대로 시행한다면 요료법을 시작할 때에 일어나는 위험한 부작용은 없습니다. 그러나 치료 과정 중에 요는 신체의 각 부분에 축적된 불순물을 깨끗이 정화합니다. 오물과 가래, 그리고 혈액순환의 장애를 가져오고 또 신경 자극의 장애를 일으키는 이물질 또는 불순물들이 요에 의해서 제거되는 것입니다. 이러한 독소와 불순물들이 제거되는 과정은 세 가지 증상으로 요약됩니다.

① 설사
② 구토
③ 종기 혹은 발진

가끔씩 가려움증이나 열熱을 동반한 발진이 나타납니다. 그러나 이런 증상들로 인해 놀랄 필요는 없습니다. 그것은 단지 요가 신체 내부를 정화하는 역할을 시작했다는 것을 의미하기 때문입니다. 절대로 약이나 다른 물질들을 투여해서는 안 됩니다. 친구들이나 친척들이 강요하거나 권유하여도 의도적이든, 의도적이 아니든 간에 이 경고를 위반하는 사람은 심각한 위험에 처하게 됩니다.

문 | 부작용은 얼마나 오랫동안 계속될까요? 이러한 부작용들은 저절로 없어지는지요?

답 | 이런 반응들은 독소가 완전히 배출되면 저절로 가라앉습니다. 환자는 마음을 편안히 갖고 요가 정화 기능을 수행할 수 있도록 음뇨를 중단하지 말고 계속하여야 합니다.

문 | 요단식이 환자들의 상태를 악화시키는 것은 아닌지요? 또 얼마나 오랫동안 환자들이 체력을 유지할 수 있을까요?

답 | 물만 마시는 단식은 환자를 허약하게 하나

음뇨는 체력을 건강하게 유지하게 합니다. 왜냐하면 요에 함유된 알칼리와 다른 중요한 성분들이 필요한 영양분을 공급하기 때문입니다. 그러나 심각하고 끈질긴 질병일수록 오랜 기간의 요단식이 필요하며 무력감을 느끼는 환자에게는 짧은 기간의 요단식을 실시하는 것이 바람직합니다. 그러므로 10일간의 요단식이 필요하다면 두 부분으로 나누어 시행하고 단식과 단식 사이에는 과일이나 야채 등으로 영양 공급을 하여야 합니다. 이런 방식의 요단식은 쉬지 않고 계속하기 때문에 치료 기간이 길어집니다.

문 | 질병을 치료하는데 왜 여러 가지 종류의 요료법 실시 방법이 있는 걸까요? 가장 효과적인 방법은 무엇입니까?

답 | 이 책에 기술된 치료 방법이 요료법에서 채택한 방법입니다. 요료법은 짧은 기간 내에 가장 좋은 효과를 보장합니다. 사람들이 각기 다르듯이 체중과 키, 나이, 건강 상태, 질병의 중증 상태가 요료법의 효과를 좌우합니다. 만약 여러분이 요료

법을 실시한 후에 효과가 나타나지 않는다 하더라
도 인내심을 갖고 이 책에 기술된 치료법에 따라
요료법을 계속하여야 합니다. 신선하고 간소한 자
연 식품과 요마사지를 병행하지 않고 요료법을 실
시한다면 치료 효과는 늦게 나타나게 됩니다. 요
료법에 대한 내 방법은 여러 질병 치료에서 증명
이 된 것으로 환자에게 건강과 활력과 정력을 완
벽하게 되찾게 하여 줄 것입니다.

Chapter 4

임상 사례 臨床事例

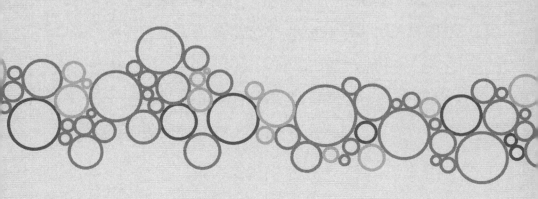

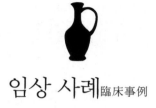

임상 사례臨床事例

암 - 종양腫瘍

요료법은 약이 필요 없는 자연 그대로의 치료법으로 자신의 치유 능력에 의존한다. 필요한 것은 요라고 불리는 물질이다. 사람의 신체 내부에서 만들어지는 요에는 무기산염과 호르몬, 기타 중요한 성분이 많이 함유되어 있다.

요료법은 의사의 진단이 필요없다. 그 이유는 질병의 원인이 단 한 가지, 즉 비자연적인 식습관으

로 인하여 발생되는 신체 영양상태의 불균형이기
때문이다.

 이 책에 열거한 임상 사례들은 독자들에게 요료
법의 치료 효과들을 증명해 보일 것이다. 열거한
임상 사례들 중 일부는 아래에 적힌 책들에서 인
용하였다.

· 복음을 잃어버린 시대The Lost Gospel of The Ages
                        – 의사, 존 크리스찬 안드로제우스

· 생명의 물The Water of Life–요료법 보고서
                        – 의사, J. W. 암스트롱

· 자연요법에서의 자가 요료법Auto-Urine Therapy in
Naturopathy
                        – 레슬리 O. 코르스

· 성수聖水치료–요료법과 식이요법의 지침서
Shivambu Cure-A Guide to Urine Treatment and Diet
                        – 의사, P. D. 데사이

· 자가 요료법Eigenharnbehandlung [Auto-Urine Therapy]
                        – 의사, 리사 칼 헤르츠

· 마나브 무트라Manav Mootra [Auto-Urine Therapy]
                        – R. M. 파텔

암癌과 요尿에 함유된 배설 물질에는 상호 연관이 많다.

① 암 환자의 요로 배설된 호르몬은 건강한 사람들의 요로 배설되는 호르몬과 다르다.

② 암의 전이轉移, 특히 전립선암과 유방암의 전이가 일어날 때 성별性別의 반대되는 성호르몬을 투여하면 좋은 치료 효과를 볼 수 있다. 여성 호르몬과 남성 호르몬이 요로 배설된다.

③ 암 환자의 혈액 내에 비타민이 축적돼 요로 배설되는 비타민의 양을 감소시킨다.

④ 환자 자신의 요를 사용한 요료법의 치료효과가 타인의 요를 사용한 요료법 치료효과보다, 그리고 화학요법제 치료효과보다 훨씬 우수하다는 사실이 비교 실험을 통하여 입증되었다.

⑤ 스테로이드 호르몬의 특징적인 분해 산물이 암 환자의 요에 함유되어 있다.

1966년 4월에 미국의 아틀란타 시에서 열린 「미국 실험생물학협회Federation of American Society for Experimental Biology」 연례 모임에서 「암 세포癌細胞를 배열 안으로

옮기는 일Bhnging Cancer Cells Into Line」이란 제목으로 보고서가 발표되었다.

그것은 사람의 요가 암 세포에 미치는 영향을 설명한 연구 논문이었다. 두 명의 연구원들이 우연히 디렉틴DIRECTIN이라고 불리는 요의 추출물을 배양액에 넣었더니 모든 암 세포들이 끝에서 끝으로 일렬로 나열하여 일직선의 줄로 배열되는 것을 발견한 것이다.

"아나하임, 캘리포니아 … 연합통신 … 암 세포를 정상세포正常細胞로 환원시키는 능력을 가진 화학 물질이 사람의 요에서 추출되었다. 그것은 일부 암이 저절로 완치되는 이유를 설명해 주고 있다."고 베이러 연구원이 발표하였다.

"만약 자연적으로 생성되는 물질을 인공적으로 만들 수 있다면 암 치료에 있어 매우 효과적일 것이다. 왜냐하면 자연 생성물질은 정상 세포에 나쁜 영향을 미치지 않기 때문이다."라고 의사인 S. R. 부르진스키가 언급하였다. 덧붙여서 "그 실험은 매우 초기 단계이고 아직 동물 실험을 거치지 않았다."고 설명했다.

통제를 벗어나 비정상적으로 자라는 암 세포들은 발육을 조절하는 유전자 구조의 '결함'으로 말미암은 것으로 알려져 왔다.

부르진스키가 항암 작용이 있다고 언급한 물질은 배열 밖으로 나가는 세포들을 찾아내어 그 세포들에게 새로운 정보를 전달해 그 세포들로 하여금 정상 세포로 돌아오게 한다. 그 물질이 암과 비정상적인 성장을 억제한다고 해서 항암 작용이 있는 물질이라 불리게 되었다.

부르진스키와 베이러 연구소 동료, 앤더슨 병원과 암 연구소, 뉴욕 의과대학 의사들에 의해 진행되어 온 연구가 미국 실험생물학협회에 보고되었다.

부르진스키는 자신이 연구하던 180 사례事例의 암이 특별한 이유 없이 사라졌다고 발표했다. 이런 암의 자연 퇴화는 80,000 임상 사례 중에 1명의 비율로 나타나고 있으며 "미국에서는 매년 약 4명의 암 환자에서 자연 치유가 일어난다."고 덧붙였다.

또 부르진스키는 신체 내부의 유전자 결함을 규칙적으로 교정하는 원리와 같은 차원에서 암이 자연 퇴화된다는 가설을 발표하였다.

암을 일으키는 힘은 비정상 세포의 성장을 유도하여 바로잡아 주는 교정 체계가 없으면 사람을 즉시 사망에 이르게 한다. 실제로 부르진스키는 항암 작용이 있는 세 종류의 물질을 발견하였다. 그 물질들은 신체 조직에서 생성되어 혈액과 요로 침투한다고 보고했다.

연구팀은 114리터의 요에서 얼마 안 되는 미량微量의 항암 물질을 추출하였다. "실험실에서 배양한 사람의 암 세포와 추출한 항암 물질을 혼합하면 암의 성장을 97%까지 정지시킨다."고 부르진스키가 발표하였다.

☕ 다음에는 R부인의 예를 들겠다. 그 당시 그녀는 40대 초반이었다. 빈혈이 있었고 보통의 키보다 작았으며 체중 미달과 함께 한쪽 유방에 달걀만한 혹이 있었다. 의사인 라바 간리아티는 R부인의 상태를 암으로 진단하고 수술을 권유하였으나 강력한 거절 의사를 전달받았다.

수술을 거절한 R부인은 요단식을 실시하였고 매일 1.4리터의 냉수를 마셨다. R부인의 남편은 머리에서 발끝까지 자신의 요로 하루에 두 시간씩 아내에게 요마사지를 해주었다. 또한 밤낮으로 양쪽 유방에 요를 적신 습포를 얹어주었다. 이러한 치료를 시작하고 12일이 지난 후에 의사를 찾아갔으나 과거에 유방에서 발견된 혹이 발견되지 않았다. R부인은 빈혈도 없어지고 완전한 건강을 되찾았다.

🍷 51세인 파텔은 혀에 암설암이 발생하였는데 동료가 요료법으로 치료를 해보라고 권했다. 파텔은 동료의 권유대로 요료법을 실시하였고, 얼마 지나지 않아 치료에 성공해 완치되었다.

🥣 수도사 제인은 45세로 목에 생긴 암으로 고생하였다. 봄베이에 있는 병원에서 전기 자극으로 치료를 받은 뒤 암이 없어졌지만 다른 쪽에 다시 생겼다. 이번에는 심한 기침을 동반해 의사는 수도사에게 암이란 진단을 내리고 봄베이에 있는 타타병원에서 진찰을 받으라고 권하였다.
제인은 병원으로 가기 전에 요료법에 대한 이야

기를 들었고, 다음날부터 요단식을 실시하였다. 더불어 하루 종일 누운 요를 전부 마셨다. 요를 마시면서 몸이 가벼워지고 좋아지는 것을 느낀 제인은 3일이 지나자 기침이 사라졌음을 인지했다.

제인은 요료법에 대한 믿음을 갖고 음뇨를 계속하였다. 며칠이 지난 후에는 정신이 맑아지고 잠을 잘 이룰 수 있었다. 요는 단식 기간 동안에 제인에게 강인한 체력을 유지하게 하였고, 요료법으로 치료한 결과 질병으로부터 완전히 벗어날 수 있었다. 치료 당시 제인은 요마사지를 병행하지 않았다.

제인은 지금까지 건강을 유지하면서 마음껏 여행을 하면서 아무런 고통 없이 지내고 있다.

🍷 샌트 카라신지는 75세로 천식으로 고생하여 피가 섞인 가래와 기침으로 고통 중에 있었다. 의사는 그것이 인후에 생긴 암 때문이라고 믿었다. 인후에 작은 상처가 있었고 그 상처에서 심한 악취가 났다.

요를 적신 솜을 환부에 대고 3시간마다 새것으로

바꾸었더니 고통을 약간 덜 수 있었다. 약이라고 적당히 핑계를 대어 요를 마시게 하였더니 두 달이 지나자 출혈이 멈추었다. 의사는 환자가 완전히 치료되었다고 선언했다.

☕ 불가촉천민Harijan, 不可觸賤民 : 인도의 계급으로 전통적인 인도 사회에서 가장 낮은 카스트에 속하는 수많은 집단 또는 카스트 체계에도 속하지 않는 사람들을 일컬음인 여성이 기침을 할 때마다 피를 토하였다. 그때마다 입원하였으나 별 차도가 없었다. 의사는 인후에 암이 생긴 것이라 진단했다. 의사는 적당한 핑계를 대고 그녀에게 3일간 요를 마시게 하였더니 곧바로 출혈이 멈추었다.

자신이 마신 물약이 요란 것을 알고 난 후 그녀는 기꺼이 요를 마셨고, 40일 동안 흉부 요마사지를 실시하였다. 그녀는 완치되었고 지금은 아주 건강하다.

☕ 참파네리아는 불사 지방에 살고 있는 62세의 환자로 1962년에 아프리카를 방문했을 때 인후암咽喉癌이 발생하였다. 목이 심하게 아파서 대중요

법을 실시해 보았지만 소용이 없었다. 1962년 9월 22일 요료법을 시작하여 하루에 세 번씩 요를 마셨다. 또한 암이 생긴 목에 요습포를 하고 귀에 요를 몇 방울 떨어뜨리는 방법을 병행하였다. 이렇게 하자 1개월 만에 암이 완치되었다.

사바마티에 사는 사람으로 바라트라고 부르는 14살 된 아들이 있었다. 양쪽 목에 생긴 여러 개의 딱딱한 종기가 심하게 부어올라 아들은 물을 마시기가 힘들 정도였다. 의사는 어린 환자가 약을 복용하다가 부어오른 편도선이 터지고 목 안으로 파열되어 생명을 위협할 수 있는 위험성 때문에 약조차 처방하지 않았다. 요료법을 시행한 첫날 환자는 마지못해 요를 한 모금 마셨지만 곧바로 토했고, 구토물에 약간의 요가 섞여 나왔다.

그러나 별다른 통증을 느끼지 못했다. 다음날 상당량의 요를 마셨지만 구토는 하지 않았고, 통증은 많이 감소되었다. 그 결과 요료법 치료에 희망을 갖기 시작한 환자는 3일째 되는 날 180cc∼300cc의 요를 주저하지 않고 마셨고, 3일이 안 되어 통증으로부터 완전히 해방되었다. 4~6일간 요료법을 계속한 환자는 6일째 되는 날 양쪽 목에 있던 여러 개의 딱딱한 종기가 사라졌다는 것을 확인할 수 있었다. 성공적인 치료 효과는 아들과 아버지로 하여금 요료법 치료에 확신을 갖게 하였다.

어떤 중년 부인은 겨드랑이 밑에 큰 혹을 발견하고 의사의 진찰을 받은 결과 두 명의 외과 의사가 수술을 권하였다. 그러나 수술 전에 휴식을 취하고 가벼운 영양식을 하는 것이 좋겠다는 딸의 제의를 받아들이기로 하고 1주일 후 병원에서 수술하기로 결정하였다.

그러나 환자의 딸이 요단식으로 상당한 효과를 보았던 자신의 경험을 되살려 어머니에게 잠시 동안 요단식을 해보도록 설득하였다. 요단식을 실시한지 5일 만에 혹은 찾아볼 수 없었다. 병원에서 수술받기로 한 날로부터 이틀이 지나자 가정의가 전화를 해서 자신의 조언과 충고를 제멋대로 무시하였다고 몹시 화를 냈다. 그러나 환자를 정밀히 진찰하고 나서 상태가 완전히 정상인 것을 발견하고는 더 이상 말을 하지 못했다.

그는 동료 의사들이 모인 자리에서 완곡한 표현으로 요료법과 환자의 치료 결과에 대하여 설명하였다. 동료들은 매우 놀라면서도 '어떻게 자신의 요를 마실 수 있는가' 라는 반응과 함께 별로 수긍하지 않았다.

🥣 유방암이 진행되어 고생하던 젊은 여성 환자가 있었다. 환부에서 코를 찌르는 악취가 나고 하도 끔찍하여 환자는 자문을 구하려고 의사를 찾았다. 의사는 두 장의 천에 그녀의 요를 적셔서 상처 깊숙한 곳에 갖다 대었다.

천이 마를 때까지 두었다가 요를 적셔서 새것으로 바꾸는 일을 반복하여 환자가 밤이 되어 돌아갈 때까지 요습포를 계속하였다.

결국 매우 놀라운 치료 효과가 나타났다. 아주 지독하고 혐오스런 냄새가 수일 내에 사라지자 환자는 물론이고 런던에 있던 암전문의까지 모두 깜짝 놀랐다.

☕ 다음에 언급하는 사례는 젊은 부인으로 유방에 종양이 생긴 환자였다. 환자는 오로지 요와 물만으로 요단식을 실시하고 요습포를 병행하였다. 4일이 지나자 종양은 완전히 사라졌다.

🍵 수술은 임시 효과를 보일 뿐 병의 근원 자체를 근절시키지 못한다는 것을 단적으로 보여주는 사례가 있다. 문제의 부인은 45세로 뚱뚱한 편이었다. 왼쪽 유방에 상당히 큰 종양이 있었고, 2년 전에 오른쪽 유방에 똑같은 종양이 생겨서 유방을 수술로 절제한 상태였다. 내 방식대로 환자는 19일간 요단식을 하였고, 종양은 완전히 사라졌다. 그러나 환자는 여전히 뚱뚱하였으므로 요단식을 계속 실시하였다. 28일째 되는 날 환자를 진찰하였는데 종양은 흔적을 찾아볼 수 없었고 치료 전에 비하여 훨씬 젊게 보였고 날씬하게 변하였다.

🥛 28세의 젊은 남자가 3일 밖에 살지 못한다는 의사의 선고를 받았다. 그의 병명은 진단받을 때마다 달랐는데 식도암이라고도 하고 성병이라

고도 했다. 요료법을 통하여 완치되었고 지금까지
살아 있다.

☕ 62세의 여성 환자가 결장암으로 진단받은
후 전문의들이 결장 절개수술을 권하였으나 환자
는 수술을 거부하였다. 환자의 체중은 38kg미만이
었고 급속도로 쇠약해지고 있었다. 요료법 실시 3
주 만에 완치되었고 이 글을 쓰고 있는 지금 환자
의 나이는 84세이다.

🥣 42세 여성이 유방암을 진단받았다. 의사들
은 수술을 권했고 엄격한 식이요법을 따르라고 지
시하면서도 완치될 가능성은 적다고 말하였다. 환
자는 수술을 거부하고 요단식으로 유방암을 완치
하였다.

☕ 1935년, 40세 부인에게 망상암網狀癌 : Rope Cancer
이는 종양이 생겼다. 외과의사는 즉시 수술해야 한
다고 강조했다. 하지만 의사는 수술 후에도 종양이
완치된다는 희망은 없고 재발하면 종양이 퍼지는

것을 막을 방법도 없다는 단서를 달았다. 그 부인은 요단식 등으로 23일 만에 치료되었으며 지금도 건강하게 살고 있다. 그뿐 아니라 더 젊어 보이고 더 예뻐졌다.

🍷 오른쪽 유방이 부어올라 고생하던 젊은 여성이 있었다. 혹처럼 보이는 곳에서 역겨운 냄새가 났고, 혹 외에도 겨드랑이 밑에 두 개의 큰 궤양이 있었다. 가정의가 진찰을 마친 뒤 병원에 입원하여 검사를 받는 것이 좋겠다고 하였다. 환자는 그녀의 어머니가 같은 병으로 수술을 권유받고 수술을 받은 후에 돌아가신 것을 알고 있었으므로 의사의 충고를 거절하였다.

게다가 환자는 만성 복막염에 시달리고 있었다. 과거에 맹장 수술을 받았지만 복막염은 치료되지 않았다. 환자는 내 방식대로 4일간 요단식을 시작하였으나 곧이어 친척들의 완고한 주장을 받아들여 요단식을 중지하였다.

하지만 환자는 3일이 지나자 다시 요단식을 시작하였고, 19일간 실시하였다. 10일 후에 병은 상당히 호전되었고 마지막 19일째에는 유방에 생겼던 혹과 겨드랑이에 있던 궤양이 보이지 않았다. 복막염은 아마도 맹장 수술 당시에 생긴 조직의 흉터 때문에 생긴 것으로 완전히 치료되지 않았던 모양이었다. 그래서 나중에는 35일간 요단식을 실시하였다. 마침내 기대했던 대로 복막염이 완치되었다.

지금은 고인이 되었지만 폭넓은 식견을 갖고 있던 의사인 라바글리아티는 암과 종양으로 진단받은 환자들을 나의 방식대로 치료하였던 이야기를 하면 독자들은 무척 흥미를 느낄 것이다.

"나는 암에 걸린 여성 환자들을 진찰하였는데 정통 의술로 치료했다면 여성 환자들의 한쪽 유방이나 양쪽 유방을 제거하는 수술을 하였을 것이다. 그 여성 환자들은 다행스럽게도 나의 제안을 거절하였고 요료법을 실시하였다. 그 후 그들은 흉터 하나 남기지 않고 불치의 악성 종양을 완치하여 내 진찰실을 찾아왔다.

이런 여성 환자들의 대부분이 요료법 실시 후 2주일 내에 혹이 없어진 것을 발견하였고 일부 환자들은 불과 4일 만에 혹이 없어졌다고 했다. 이런 사실은 악성 종양이 아닌 대부분의 혹들이 수술 치료나 약물 치료를 받은 후에 악성 종양이라고 발표되는 이상한 일들을 넌지시 암시하고 있다. 또한 질병 초기 단계에 정확한 방법으로 즉 부스럼, 궤양, 종양, 암을 혈류血流 속으로 용해시키는 방법으로 신속히 대처한다면 죽음의 사신이라 불리는 무서운 질병들도 한낮 평범한 추문 거리에 지나지 않는다는 것을 시사한다.

그러나 만일 어느 문외한이 한 토론회장에 나와서 자신이 천명이 넘는 암 환자들을 완치하였다고 주장하면서 증거를 제시한다면 그러한 행동이 의사인 나에게 감동을 줄 것이라고 생각지 않으며 암 환자들을 완치하였다는 주장 역시 무시당하거나 비웃음을 사게 될 것이다. 나와 나의 동료 의사들이 오랫동안 다루어온 질병들에 대하여 상업적인 약 선전을 하고 온갖 소문을 퍼뜨려 위협하고, 내일이나 미래를 기약하면서 그 질병들과 환자들에 의존하여 밥을 먹고 살아가는 내 직업에 회의를 느낀다."

나쁜 의미에서의 진짜 '돌팔이' 의사란 자신이 치료할 수 없는 질병인 줄 알면서도 그 질병을 완치시킬 수 있다고 공언하는 사람이다. 많은 의사들은 암 치료 전과 치료 후의 라디움 치료 효과를 비교한 후에 암의 특성이 어린아이들의 유희遊戲와 같다는 결론을 내렸다.

심장병心臟病

"심장 판막증을 앓고 있는 환자가 균형 잡힌 식사를 조심스럽게 하면 90세까지 살 수 있다고 한다. 하지만 아직도 이런 질병은 난치병으로 알려져 있다. 그러나 역시 이런 괴로운 난치병을 요료법으로 치료할 수 있다."

☕ 신문 발표 : 1967년 10월 24일 샌프란시스

미국 심장학회의 과학 세미나에서 학술회원인 한 의사가 "사람의 요에서 추출한 물질로 혈전血栓: 생물체의 혈관 안에서 피가 굳어서 된 고형물 형성으로 인하여 발생하는 치명적인 질병들을 성공적으로 치료할 수 있다."고 발표하였다. 요의 추출물은 유로키나제Urokinase라고 불린다. 유로키나제는 혈액 속에 있는 물질을 활성화시켜 혈전을 용해시키는 작용을 한다. 폐질환 중에서 가장 흔하고 심각한 폐색전증을 앓고 있는 200명의 환자에게 유로키나제를 투여하여 임상 경험을 얻었다고 의사 셰니가 지적하였다.

과학 다이제스트Science Digest지 : 1958년 7월

"사람의 요는 강력하게 동맥 혈관을 확장시키는 작용을 갖고 있다. 요는 관상冠狀동맥의 혈액량을 증가시키고 심장 근육으로 혈액이 많이 가도록 하여 협심증을 치료하는데 사용되는 니트로글리세린Nitroglycerin과 비슷한 효과가 있다."

☕ P는 중년의 나이로 심장 판막증을 앓아 1년 동안 의사의 치료를 받으면서 명치 부위에 생긴 혹을 제거하기 위하여 개복 수술을 기다리던 중이었다. 그는 길에서 자주 쓰러졌기 때문에 갑자기 쓰러질 때를 대비하여 주머니 속에 약을 넣고 다녔다. 또한 발작을 일으켰을 때 응급조치를 취할 수 있도록 지시사항이 적힌 꼬리표를 옷에 붙이고 다녔다. 자주 발작을 일으켜서 고생을 하였기 때문에 주위 사람들은 그를 '불쌍한 P'라고 불렀다.

P는 일주일 중 5일 동안 하루에 한 끼만 허용되는 식이 요법을 하고 있었으며 주말에는 오로지 물만 먹을 수 있는 단식을 시행하도록 지시받았다. 잠깐 동안 가볍게 걷는 것 이외의 운동은 금지되어 있었다. 흡연이 금지되었고 급성 발작 시 복용하는 약 이외에는 그 어느 것도 허용되지 않았다.

P는 요료법을 알게 되었고 믿음을 갖고 치료를 시작하였다. 요로 신체를 마사지하는 방법, 특히 신체의 가장 중요한 부분인 얼굴과 목, 다리 부위에 마사지하는 방법을 훈련받았다. 마사지 후에는 깨끗한 온수로 씻었다. 진찰을 받으러 가거나 개

복 수술을 받기 위하여 병원에 가지 않았다. 식사
는 하루에 한 끼, 그것도 내가 권하는 음식^{제3장 식이요}
_{법 참조}만 먹었다.

요료법 시행 1개월 후 그의 증상은 많이 회복되
어 직장을 나갈 수 있게 되었다. 12주가 지난 뒤에
는 완전히 건강해졌다.

심장 판막증의 징후는 보이지 않았고 명치에 있
던 혹도 사라졌다. 이것을 알게 된 의사는 기꺼이
그리고 아낌없이 이 사실을 인정하였다.

환자는 요료법을 실시한 후 한 번도 심장 발작을
일으키지 않았고, 재발의 두려움이 없어지자 과거
에 복용하였던 약들을 모두 불 속에 던져버렸다.

☕ 수라트에 사는 챠시마와라는 지난 6년 동
안 심장의 기능이 약해져 고생하던 43세 환자였
다. 그는 30세가 될 때까지 질병을 모르고 살았다.
36세가 되었을 때 어느날 갑자기 등에서 시작되는
통증과 함께 심장을 누르는 압박감을 느꼈다. 그
후로 그는 신체의 괴로움을 느끼기 시작하였고 몸
은 날로 허약하여졌다. 쉬지 않고서는 몇 발자국

112

도 걸어갈 수가 없었다.

　친구들과 친척들은 통증의 원인이 감기 때문이라고 이야기하였고 의사는 그 통증을 가라앉히지 못하였다. 우연한 생각이 들어서 통증을 멈추어 보려고 브랜디를 마셨더니 잠시 동안 통증이 멎었다. 한 달이 지나자 통증은 재발하였고 유럽의 전문의에게 자문을 구하였다. 심전도 검사 결과 실제로 심장병을 앓고 있다는 것을 알게 되었다.

　전문의는 그에게 한 달 동안 휴식을 취하여야 한다고 권유하였다. 그는 요료법을 시작하여 요를 마셨고 요마사지를 실시하였다. 조미료를 첨가하지 않고 음식을 끓여 먹었고 저녁에는 과일과 우유를 마셨다. 요마사지 후에는 일광욕을 하였다.

　1개월이 지나자 통증이 사라졌다. 6개월 동안 음뇨를 계속하였으며 요마사지는 중지하였다. 그는 평소에 먹던 음식을 먹을 수 있게 되었고 소화가 잘되었다. 그의 가족들도 요를 사용하기 시작했다. 3살 된 딸아이가 높은 곳에서 떨어진 뒤 의식을 잃었다. 딸아이에게 요를 마시게 하였더니 곧 의식을 되찾았고 5분 뒤부터 놀기 시작하였다. 그의 친구들도 요료법을 실시하여 고혈압을 정상 혈압으로 낮출 수 있었다.

🥛 바카리아는 불사 지방에 살고 있는 40세의 사업가이다. 2년 동안 관상동맥 혈전증으로 고생하여 의사에게 치료를 받아 왔다. 1963년에 요료법을 시작하여 한 번에 240cc~300cc의 요를 하루 세 번씩 마셨다. 요단식과 요마사지를 병행하지 않았으나 두 달간 충분히 휴식을 취하였다. 지난 6년 동안 한 번도 심장병으로 고통 받지 않고 건강하게 지낼 수 있었다.

☕ 슈리 삼바트쿠마르 셰쓰아난드 마할, 바불나쓰 로드, 봄베이-7는 봄베이 고등 법원의 법정 변호사로 관상동맥 혈전증으로 고생하였다. 그는 천천히 요료법을 시작하였고 의사 파라지바이를 초빙하여 개인적인 자문을 구하였다. 4일간 요단식을 실시한 후에 건강이 좋아지기 시작하였다.

그 후에 요마사지를 병행하였더니 더욱 건강해졌다. 요료법으로 딸과 아들 그리고 두 명의 다른 환자의 기침과 감기를 고쳤다.

나바감께다 지방에 사는 바타는 승모판 협착증으로 심장이 커져 고생하였다. 바타는 간소한 식사를 하며 음뇨와 요마사지를 병행하는 요료법을 실시하였다. 그는 심장병을 완치하였고 감기와 간에 생긴 질병까지 모두 치료하였다.

슈리 라마니알은 7년 동안 심장병으로 고생하였다. 요료법을 실시하여 스스로 병을 고쳤고, 새로운 활력을 얻었다. 그는 매일 자전거를 타면서도 전혀 피곤함을 느끼지 못하고 있다. 요료법에 대한 확신을 갖게 되었고 친구의 귀머거리 증상을 고쳐 주었다.

봄베이에서 온 남자 환자는 요료법으로 좋은 결과를 얻었다. 허약하였던 심장을 스스로 완치했다. 지금은 힘든 일을 할 수 있을 정도로 심장이 튼튼해졌다.

☕ R씨는 전신 부종을 동반한 심장병으로 고생하였다. 다리와 발, 복부가 심하게 부었고 심장은 상당히 커져 있었다. 의사는 환자의 상태가 매우 심각하여 한 달 밖에 살지 못한다고 하였다.

그는 자연요법 요양소에서 치료를 받기 시작하였다. 그러나 그곳에서의 치료는 성공을 거두지 못하고 위급한 상황에 이르자 2주일 내에 사망이 예상되어 그에게 퇴원을 권했다.

그 때에 R씨는 올리버 해로우에 사는 용기 있는 자연요법가인 워노크 필든을 만나 요료법 이야기를 들었다. 필든은 결국 6주간의 요료법 치료로 R씨를 완치시켰다. 요단식을 실시한 후에 그의 체중은 76kg에서 50kg로 감소했다.

R씨는 상당한 애연가였으므로 요단식 기간 동안 지시를 어기고 약간씩 담배를 피웠고 흡연으로 말미암아 병의 회복이 느려졌다. 말할 것도 없이 R씨의 주치의는 그가 완치된 것을 보고 몹시 놀랐다. 더욱이 R씨는 요료법으로 병을 치료했던 사실을 의사에게 알리지 않은 것을 다행한 일이라 생각했다.

위의 사례가 시사하듯이 관습에 얽매이지 않고 자유롭게 요를 마시는 행동으로 인하여 자신이 사회로부터 따돌림을 당하지 않을까 하고 많은 사람들이 두려워하고 있다. 그들의 염려 는 이해할 수 있지만 그러한 생각은 고통 받고 있는 많은 환자들을 구하는 구제법으로서의 요료법을 널리 보급하는 데 장애가 되고 있다.

신장병腎臟病

브라이트병은 '신장의 병적 상태病的狀態'로 정의된다. 이 말 뜻은 '포괄적'인 의미로 알부민이 요로 배설되는 요단백과 전신 부종을 동반하고 여러 가지 2차 증상을 수반하는 다양한 형태의 급성, 만성 신장염이 여기에 속한다.

이 병의 원인으로 종종 열병이 거론되는데 특히 성홍열과 습기나 찬 공기에 노출된 후에 발생하는 열병의 결과이다. 또한 알코올이나 자극성 약물의 영향도 병의 한 원인으로 지적된다.

「의학의 생화학적 체계The Biochemic System of Medicine, 미국의 의사 G. W. 캐리」에 따르면 브라이트병은 일차적으로 신체 내에 인산염이나 칼슘이 결핍되어 발병한다고 한다. 따라서 주된 치료는 라임에 함유된 인산염을 극소량 투여하는 것이다. 이것은 정제 과정 중에 변성되는 인공 식품이 아닌 자연 식품을 통해 대자연이 우리에게 인산염을 공급하는 양과 같다. 다시 말하면 브라이트병은 혈액과 조직을 건강하게 유지시키는 필수 무기산염이 부족된 부적절한 식사가 그 원인인 것이다.

☕ C부인은 40대 초반의 환자로 이틀 밖에 살지 못한다는 선고를 받았다. 약간의 호흡 곤란도 있었다. 요의 양은 매우 적었고 걸쭉하였으며 피와 고름이 섞인 것 같아 보였다. 일년 전에 찍은 사진을 보니 그녀는 매우 멋진 여성이었다. 나이와 키를 감안한 정상 체중이 65kg이었으나 치료를 시작할 때에 그녀의 체중은 127kg이었다.

그녀의 상태는 매우 심각했고 고통스러워 보였으나 의사의 사형 선고를 받은 다른 환자들과는 달리 죽어가는 사람처럼 보이지 않았다. 침대 옆에 놓인 약들의 성분을 살펴본 후 그녀가 왜 이 약들을 불신하고 있었는지 한 눈에 알 수 있었다. 수많은 약병들이 진열되어 있어 마치 환자가 실험 대상으로 느껴졌기 때문이다.

요료법을 시작한 후 4일이 지나자 하루 24시간 소변 양이 57cc에서 5,700cc로 증가되었다. 치료 전에 냄새가 고약하고 탁하며 침전물로 가득 차 걸쭉하기까지 했던 요가 빗물과 같이 맑아졌고 배뇨가 훨씬 자유로워졌다.

배설한 요를 남김없이 모두 마시고 4일이 지나자 요에서 냄새가 나지 않았고 맛이 느껴지지 않았으며 불쾌했던 느낌도 사라졌다.

C부인은 요 이외에 원하는 만큼의 물을 마시도록 허용되었다. 하루 24시간 동안 3,062gm의 물을 마셨고 3일이 지난 후 갈증이 없어졌다.

23일째 되던 날 완전히 회복의 징후가 나타났다. 49일이 지난 후에 요단식을 중지하였다. 요단식을 중지한 첫날 정오에 오렌지 주스를 마시게 하였고, 오후 4시에 오렌지 한 개를 먹도록 허용하였다. 그 날도 C부인은 자유롭게 배뇨를 하였고, 요를 마셨다.

이것은 모든 기능이 정상으로 돌아온 것을 의미한다. 오후 6시 30분에 찐 생선 한 토막과 껍질째 찐 감자 두 개를 먹었다. 이제 그녀의 체중은 54kg이다. 다음날 두 끼의 식사를 하였고 음식물을 삼키기 전에 충분히 씹으라는 지시를 내렸다. 일주일이 지나자 그녀는 두 발로 일어서게 되었고 지난해에 입었던 옷을 입고 이곳저곳을 자유로이 돌아다닐 수 있게 되었다.

C부인은 병이 회복된 후에도 음뇨와 전신 요마사지를 계속하였는데 그 결과 피부와 머리카락, 얼굴색, 전반적인 외모에 놀랄 만한 변화가 나타났다.

"확실히 요는 가장 우수한 피부 영양제이며 동시에 모든 피부병에 제일 효과가 좋은 약이다."

☞ B씨 역시 브라이트병으로 진단받았다. 오랫동안 영양이 부실한 균형 잡히지 않은 식사를 하였다. 나름대로 독특한 조리법으로 영양소가 결여

된 부실한 음식을 만들어 먹었고 여러 가지 조미료를 사용하여 조금 더 맛있게 만들어 식사하였다.

대식가는 아니었지만 하루에 8잔의 홍차를 마셨고 평균 25개피의 담배를 피웠다. 얼마 동안 두 명의 의사에게 동시에 치료를 받고 있었으나 치료 도중에 체중이 127kg에서 189kg으로 증가하였다. C부인과 마찬가지로 이틀 밖에 살 수 없다는 선고를 받았다.

6월에 요단식을 시작하여 49일간 계속하였다. 고행 4일째 되는 날 그는 모처럼 빗물같이 맑고 무미無味한 요를 배설했고, 부기가 놀랄 만큼 빠르게 가라앉기 시작하였다.

빈혈증이 있었으나 7주가 지나자 사라졌다. 지금 그의 체중은 68kg이 되었고 모든 면에서 볼 때 B씨는 20년 전의 모습처럼 젊어 보인다.

🍷 60세의 남자 환자로 2년 동안 의사의 지시를 받으며 계속 심장병 치료를 받아오던 중 브라이트병이 발병하였다. 그를 치료하던 두 명의 의사가 결국 포기를 하고 전문의들을 초빙하였다. 전문의

들은 혀가 부어 입 밖으로 튀어나오고 다른 사람보
다 입술이 세 배나 부어오른 채 두 눈을 동그랗게
뜨고 자신들을 쳐다보는 환자를 진찰하였다.

　전문의들은 도저히 살아날 희망이 없는 환자라
고 단정지었다. 더 이상 할 수 있는 치료는 아무
것도 없었다. 환자는 요료법을 실시하였고 5일이
지나자 23리터의 요를 배설하였다. 6주 만에 완치
되어 직장에 복귀하였다.

　🥛 젊은 남성 D씨는 신장병으로 심한 통증에
시달렸다. 그의 요는 핏빛이었고 엑스레이 촬영을
한 결과 신장에 큰 결석이 보였다. 외과의사는 신
장이 병들었고 따라서 생명을 위협하는 신장을 절
제하여야 한다고 말하였다. 그러나 D씨는 수술을
거부하고 요료법을 시작하였다.

　매우 자연스럽게 음뇨를 시작하였고 배설한 요
를 전량 마셨다. 수일 동안 반복하여 여러 번에 걸
쳐 요단식을 실시하였다. 수주일이 채 안 되어 통
증이 가라앉았고 요의 빛깔이 정상 색깔이 될 정
도로 병의 상태가 좋아졌다. 3개월 후에 D씨는 병

원에 가서 검사를 받았는데 의사는 신장에 아무런 이상이 없다는 판정을 내렸다.

☕ 죠시바일 파리 웨스트, 봄베이 56는 3년 동안 신장염을 앓고 있었다. 전문의에게 치료를 받았고 또 하키샨다 병원에서 치료를 받아보았지만 좋아지지 않았다. 1960년 2월 1일 요료법을 시작하여 15일간 배설한 요 전량을 마셨다.

한 달 동안 매일 따뜻하게 데운 요로 1시간반 동안 요마사지를 하였다. 4일간 요단식을 병행하여 실시하였다. 부종이 심한 곳에 요습포를 붙이고 살짝 압박하였다. 이렇게 철저하게 요료법을 실시하여 신장염이 완치되었다.

🍷 칸타리아는 예술가로 35세이다. 7년 동안 신장결석으로 고통 받고 있었으나 의사는 그의 고통과 통증을 해결하지 못했다. 그는 수술을 받으라는 의사의 제의를 거절하고 봄베이 요료법 치료센터에 근무하는 의사 파라지바이의 충고를 받아들여 5월에 요료법을 시작하였다.

매번 120cc의 요를 하루에 세 번씩 마셨고, 일주일 동안 매일 15분씩 요마사지를 하였다. 통증이 있는 부위에는 요습포를 붙였다. 그러자 한 달 만에 질병이 완치되었다. 그는 지난 2년 동안 전혀 통증을 느끼지 못하였고 완전히 치료되었다.

　🥣 루시 마로와라는 거의 치료가 불가능했던 신장병을 요료법으로 완치한 사람이다. 병이 심해져서 의사들은 고칠 수 없다고 말하였다. 그는 빈혈 증세가 몹시 심했고 소변으로 390mg의 요소를 배설하였다.정상인은 소변으로 30~40mg의 요소를 배설한다. 의사 파라지바이의 충고에 따라 요료법을 시작하였고, 2개월 만에 놀랄 만큼 건강을 회복하였다. 그의 병은 거의 완전히 치료되었다.

　🍷 40세 여성 환자가 최근에 배뇨 곤란으로 의사 파라지바이에게 치료를 받고 있었다. 소변이 나오지 않고 복부에 통증이 심하였다. 다른 의사들이 치료를 하였지만 통증은 가라앉지 않았다. 환자 아들의 요를 마신 뒤 30분이 지나자 환자는

소변이 나오기 시작하였고 통증이 멈추어 쉽게 잠을 잘 수 있었다.

신장병으로 고통 받던 한 남자 환자가 통증이 멈추지 않자 모든 투약을 중지하고 요를 마시기 시작했다. 요를 마시기 시작한 후부터 배변이 쉬워졌고 소변을 볼 때 느끼던 통증은 사라졌다. 오래 묵힌 요로 신체 마사지를 하였고, 요마사지 후에는 온수로 깨끗이 씻었다. 한 달간 요료법을 계속 실시하였고 아래와 같이 도움을 받았다고 말하였다.

변비가 놀랄 만큼 사라졌고 대변색이 제 색깔을 띠게 되었다. 치질도 없어졌다. 식욕이 되살아나 즐겁게 식사를 하였다. 백선으로 생겼던 상처가 흉터 없이 사라졌고 허리의 통증이 없어졌다. 환자는 배뇨가 쉬워지기는 하였으나 아직도 소변볼 때 통증을 느끼고 있었다.

그것은 이미 요로가 좁아져서 협착을 일으켰기 때문이다. 취침 중에 소변보는 횟수가 한두 번으로 줄었다. 방광이 요로 가득 찬 후에 배뇨가 되었다. 감기나 열병에 걸리지 않았다. 가슴의 통증이 사라졌다. 왼쪽 귀 근처에 있던 발진도 사라졌다. 오른쪽 손에 나타났던 나병으로 인한 두 개의 작은 반점도 완전히 없어졌다. 가려움증은 요마사지 초기에 사라졌다. 나쁜 효과는 전혀 관찰되지 않았다.

"나는 요료법을 통하여 여러 모로 많은 도움을 받았다. 지금까지 내가 언급한 말들은 조금도 과장된 것이 아니라 모두 사실이다."

결핵結核

1960년 3월 12, 13일 양일 동안 아메다바드에 있는 하리잔 아슈람에서 요료법 세미나가 열렸다. 인도의 약초치료법 연구소 소장이며 의사인 판지 반다스 헤타가 의장직을 맡았다. 많은 의사들이 참가하였고 40명의 시민들과 요료법에 관한 의견과 경험담을 서로 교환하였다.

126

☕ 나바감에서 온 한 농부는 요료법을 이용하여 자신의 폐결핵을 완치한 사례를 이야기하였다. 의장은 농부의 요료법 치료에 대한 설명을 듣고 놀랐으며 농부에게 치료 내용을 글로 적어 편지를 보내줄 것을 요청하였다. 편지의 내용은 아래와 같다.

나는 지난 4년 동안 폐결핵을 앓았다. 기침이 시작되고 열이 났으며 나의 몸은 뼈만 남을 정도로 야위어 갔다. 의사의 치료를 받은 후에 약간 좋아졌다. 다음해 겨울에 결핵이 재발하였고 기침과 열이 다시 시작되었다. 다른 의사가 수술을 하여 손상된 갈비뼈를 제거하는 것이 좋겠다고 충고하였다.

그러나 신은 다른 의지를 갖고 계셨다. 나는 우연히 친척집을 방문하게 되었다. 그 친척은 나에게 수술 전에 요료법을 시도하여 보라고 간청하였고 나는 그의 말에 동의하였다.

나는 전신에 요마사지를 시작하였고 1주일이 지나서 요를 마셨다. 2주일이 지난 후에 다른 형태의 요 사용법을 시도하여 보았다. 그러자 놀랄 만큼 몸 상태가 좋아졌다. 그 후로부터 11개월이 지났다. 더 이상 의사를 찾아갈 이유가 없어졌고 약 또한 필요하지 않았다. 식욕이 왕성하여지고 소화가 잘되었다. 용변 습관 역시 규칙적으로 변하였다.

들에 나가 일을 할 때 2~3번 비를 맞아 온몸이 흠뻑 젖었는데도 나의 건강에는 아무런 이상이 나타나지 않았다. 가끔 몇 번씩 기침을 하였지만 3~4일이 지나면 저절로 멎었다. 의사의 치료를 받지 않았고 몸이 아파 침대에 눕게 되는 일도 없었다. 확실히 요료법은 매우 효과적이고 고무적인 치료법이다.

의사 구나니디 바트는 다음과 같은 임상 사례를 발표하였다.

🍷 메타는 25세 총각이다. 열두 명의 의사들이 그를 결핵이라 진단하고 치료를 시작하였으나 얼마 후에는 난치병이라고 판정하고 치료를 포기하였다.

종종 피를 토하고 혈변을 동반한 이질로 고생하

128

였다. 체온이 37.7℃~38.3℃를 나타내는 미열과 기침이 계속되었다. 식욕을 잃고 음식을 소화하지 못하였다. 그의 몸은 앙상한 뼈만 남을 정도로 쇠약해졌다. 조금만 움직여도 숨이 차고 헐떡거렸다. "나는 환자에게 유사요법 치료를 4개월간 계속하였고 그의 병은 약간의 차도가 있었다. 두 달 후 환자는 다시 나를 찾아왔는데 진찰하여보니 증세가 예전 그대로였다. 나는 그에게 매일 아침 요를 30cc 정도 마실 것을 지시하였고 점차 음뇨량을 늘려 90cc의 요를 하루에 세 번씩 음뇨할 것을 충고하였다. 또한 취침 전 요마사지를 하고 다음날 아침에 따뜻한 물로 전신을 씻으라고 권하였다.

치료 첫날 효과가 나타났고 점차적으로 이질, 열, 소화, 구토, 무력감, 빈혈 등이 좋아졌다. 이질 때문에 체중이 36kg 감소되었으나 두 달 치료 후에는 45kg으로 늘어났다. 그의 용모와 신체 활력, 얼굴의 색깔 등이 놀랄 만큼 개선되었다.

그 누구도 메타가 치명적인 질병으로 고생했다고 믿지 않았다. 나는 그에게 간소하고 소화가 잘되는 음식부터 시작하도록 주의를 주었다. 그 이유는 허약한 환자에게 계속 요단식을 실시하는 것은 위험하기 때문이다."

샤양은 17세 처녀로 골결핵을 앓고 있었다. 침대에서 일어날 수 없을 정도로 몸이 허약해졌고, 다른 쪽으로 돌아눕지도 못하였다. 왼쪽 허벅지에는 골프공만한 부스럼이 있었다. 의사들은 이 환자를 나에게 이송하였다. 1회 용량의 유사요법 치료약을 투여하고 부스럼을 터트렸더니 약 450g 정도의 고름이 흘러나왔다.

고름이 나온 뒤 통증은 약간 가라앉았고 오랫동안 불면증으로 고생했던 환자는 잠을 이룰 수 있게 되었다. 한동안 유사요법 치료제를 투약하였으나 바람직한 효과는 나타나지 않았고 골결핵 또한 완치되지 않았다. 기침과 열, 무력감은 별 차도가 없었고 고름은 계속해서 흘러나왔다. 그녀는 너무도 약해져 도저히 살아남을 것 같아 보이지 않았다. 나는 요료법에 의지할 수밖에 없었다.

"자신의 요를 30cc씩 하루에 세 번 환자에게 마시게 했고 간소하면서도 소화가 잘되는 음식만을

허용했다. 부스럼 위에 요습포를 붙였다. 3일이 지나자 흘러내리던 고름이 멈추었고,

식욕이 조금씩 되살아났다.

6일째 되는 날 음식을 두 배로 먹겠다고 요청하였고, 누구의 도움도 없이 혼자 일어나 앉기 시작하였다. 9일째에는 세 끼의 식사를 하겠다고 고집하면서 집 앞마당에 나가서 일을 하기 시작했다. 12일이 지나자 그녀는 음식을 더 먹겠다고 고집했으나 허락하지 않았다. 16일이 지난 후 음뇨를 중지하였다.

지금 그녀는 건강해져서 마당 밖까지 나가 산보를 하곤 한다. 15일간의 요료법 치료를 통하여 샤양은 건강을 회복하였다. 같은 나이 또래의 건강한 소녀들의 특징인 용모, 안색, 식욕, 체중, 활기 등을 그녀에게서도 찾아볼 수 있었다."

의사인 바트는 요료법이야말로 유사요법의 원리에 따라 생화학적으로 고안된 치료법으로써 치료 효과가 매우 우수하다는 결론을 내렸다. 요료법은 모든 난치병과 모든 만성병을 성공적으로 치료한

다. 자신의 경험을 근거로 바트는 요료법과 치료 효과의 우수성을 굳게 믿게 되었다.

"만약 자연 환경과 환자의 습관, 식욕, 체력, 계절, 경제력, 그 외의 다른 요소들을 감안하고 경험자의 감독 하에 치료를 시행한다면 나는 요료법으로 모든 난치병이라 불리는 질병들을 95% 완치시킬 수 있다고 확신한다. 올바르게 적용하여 사용된다면 자연 그대로의 치료법인 요료법은 인류에게 큰 공헌을 하게 될 것이다."

세미나에서 언급된 다른 임상 사례들은 환자들이 직접 발표하였다.

☞ 봄베이에서 온 남자 환자는 결핵에 걸렸으나 의사들이 오진을 하였다. 그로 인하여 결핵이 진행되어 왼쪽 폐에 공동空洞이 생겨났고 오른쪽 폐도 결핵에 감염되었다.

엑스레이 촬영을 실시한 결과 공동은 쉽게 찾을 수 있었다. 그는 가트코퍼에 있는 살보다야 병원에 입원하였다. 요료법에 관한 충고를 받아들여 그는 요료법을 실시하였고, 결국 자신의 요로 스스로 병을 완전히 치료하였다.

🍷 굽타는 결핵으로 죽음의 문턱까지 갔던 환자이다. 단지 3일간의 요료법으로 놀랄 만한 변화를 경험하였고, 그의 병이 좋아졌다고 발표하였다.

☕ 탱커는 28세의 여성으로 왼쪽 폐에 공동이 있었다. 각혈을 했으며 열과 감기 증상, 호흡 곤란 증세가 있었다. 요료법을 실시하였고 13일이 지나자 각혈은 멈추었다. 다른 부작용은 없었다. 호흡 곤란과 기침이 사라지고 매우 편안함을 느꼈다. 식욕이 되살아나 식사를 잘하게 되었다. 마침내 그녀는 치명적인 질병으로부터 벗어났고 스스로 자신의 병을 완치하였다.

🥛 고팔 샤는 4년 동안 결핵을 앓고 있었다. 의사들은 그의 병이 너무 심해서 치료를 포기했다. 그는 1월 15일 요료법을 시작하였고 3개월간 계속하였다. 요단식은 실시하지 않았고, 조미료를 전

혀 첨가하지 않은 야채와 우유와 빵을 먹었다. 그는 스스로의 힘으로 병을 완전히 고쳤고, 활기차게 2마일3.2km을 걸을 수 있게 되었다.

☕ 디라즈랄 데사이는 각기 다른 환자들 즉 결핵, 소화성 궤양, 감기, 천식, 배뇨 곤란, 그 외의 크고 작은 질병을 앓고 있는 환자들에게 요료법을 적용하여 한사람의 낙오자 없이 환자들을 모두 완치시켰다.

🍷 자시바이 파텔, 자마세드 머찬트, 람바이 파텔, 마칸지 데사이, 그리고 예술가 라바지바이는 요료법을 실시하여 자신들의 결핵과 기타 질병들을 완치하였다고 발표하였다.

이들의 임상 사례는 1962년 「바라트 세박」 발행물Issues of Bharat Sevak에 소개되어 출판되었고 임상 사례 중 일부는 요료법 세미나에서 구술로 발표되었다.

탈저脫疽

탈저는 글자 그대로 '신체 일부분의 괴사壞死이다. 탈저는 정통 의술을 배운 의사들에게는 치료하여도 희망이 없는 질병이라고 간주되는 병이다. '탈저가 생겼다' 라는 말은 환자가 거의 사망 직전에 이르렀을 때 나타나는 마지막 단계이다.

손가락과 발가락 그리고 사지를 절단한 후에 탈저가 생기면 매우 치명적이다. 중년이 지난 사람의 경우는 더욱 위험하다. 역시 마찬가지로 요료법으로 탈저가 쉽게 치료될 수 있다는 것이 증명되었다.

☕ 환자는 53세 여성이었다. 브라드포드에 살고 있는 단식과 식이요법의 권위자이며 동시에 유명한 의사에게 치료를 받고 있었다. 빈혈이 있었고 양쪽 폐에 심각한 장애를 나타내는 징후가 보였다. 한쪽 발은 탈저 상태였고 각 다리에는 여러 가지 크기의 피부 발진皮膚發疹이 돋아 있었다. 황달까지 겹쳐서 그녀의 안색은 유럽 사람과 아프

리카 사람 사이에서 태어난 혼혈아의 피부색과 같았고 눈의 흰자위는 누렇게 변해 있었다. 복부는 단단하게 부어올랐고 몸은 초췌할 정도로 여위고 말랐다.

환자의 요와 물만으로 요단식을 하였고 전신에 요마사지와 요습포를 병행하였다. 10일이 지나자 신장과 대장의 기능이 '정상 이상'으로 작동하기 시작했다. 발진은 증가하였지만 괴로울 정도는 아니었다. 호흡이 정상으로 돌아와 편해졌으며 환자는 잠을 잘 잘 수 있었다. 무엇보다도 중요한 것은 탈저가 생겨난 발이 치료되는 징후를 보이기 시작한 것이었다.

요단식 18일째 되는 날 탈저가 생겼던 발은 완전히 정상이 되었다. 요는 새 피부를 만들었다. 검푸르게 변하여 벗겨졌던 피부들은 흔적을 찾아볼 수 없었다. 탈저가 생겼던 발은 흉터 하나 없이 완치되었다.

🥣　또 다른 사례는 2년 전에 시작된 발목의 부종으로 고생하던 환자였다. 부종은 그녀의 직업과 연관되어 있었다. 딱딱한 돌바닥에 장시간 무릎을 꿇고 일해야 하는 작업 환경으로 생겼던 것이었다. 정통 의술, 민간요법을 가리지 않고 수많은 치료를 받았지만 그녀의 고통은 점점 심해져만 갔다. 심한 변비와 치질, 습진, 빈혈, 불면증, 안면 경련, 우울증, 입과 혀에 생긴 상처, 안면 신경통, 입 안 구석마다 돋아난 발진 등으로 고통 받고 있었다.

　　제일 괴로운 증상은 탈저가 생긴 다리에 여러 개의 공동이 생겨난 것이었다. 여러 시련을 겪은 환자였으나 대단한 정신력을 소유한 여성이었다. 하루 종일 배설한 요 전부를 마시는 요단식을 권하였더니 조금도 주저함이 없이 요단식을 시작하였다. 하루에 3.7리터의 냉수를 한 모금씩 마셨다.

　　고행 5일째 되는 날 발진이 사라지기 시작하였고 신체 각 부분의 피부는 어느 면에서 보더라도 정상적인 피부로 변해 갔다. 이틀 후에 안면 신경통이 없어졌고 3일째 되는 날 수 주 동안 불면증으로 고생했던 환자는 잠을 잘 이룰 수 있었다.

　일주일이 지난 후 대장과 신장 역시 '정상 이상'으로 기능을 하였고 치질이 없어졌다. 2주일이 지난 뒤 탈저의 징후는 보이지 않았고 공동이 생겼던 곳은 새로운 피부로 덮였다.

　다른 쪽 다리에 비해 두 배로 부어올랐던 다리는 정상으로 회복되었고, 탈저로 고생했던 것을 기억나게 할 만한 어떤 흉터도 남지 않았다. 계속해서 1주일 동안 적은 분량의 포도와 바나나, 조리하지 않은 생토마토를 먹었다. 1주일 후에는 저온 살균 가공처리를 하지 않은 신선한 우유를 첨가하였고, 2주일 후에는 평소 먹던 식사를 할 수 있게 되었다.

　엘리스 바커는 요료법으로 병을 치료했던 개업의였다. 탈저가 요료법으로 완치된 임상 사례들을 발표하였다.

　☕ E씨 주부. 예방 주사를 맞은 뒤 마비와 함께 발가락과 발에 탈저가 생겨 입원하였다. 48일간 요단식을 실시하였다. 요료법으로 처음 20일 만에

발과 발가락이 치료되었다.

🥛 D씨. 왼쪽 팔뚝에 당뇨병으로 인한 탈저가 생겼다. 당뇨병 때문에 48일간 요단식을 실시하였다. 18일 후 팔은 흉터 없이 완전히 정상으로 돌아왔다.

🍷 60세의 B씨. 석수공 일을 하다가 망치를 내리쳐 생긴 상처로 말미암아 엄지손가락의 첫 번째와 두 번째 마디에 탈저가 생겼다. 18일 동안 외래로 통원 치료를 받았다.

첫 번째 관절뼈가 탈골이 되었고 탈저가 손목까지 퍼져서 피부가 변색되었다. 내 방식대로 요단식을 하고 손과 손목, 팔에 요습포를 하였더니 1주일 만에 치료되었다.

🍵 10세 소녀. 건선乾癬 : Psoriasis 억제 치료 후 양쪽 다리에 생겨난 탈저와 빈혈증으로 고생하였다. 양쪽 종아리 넓은 부위에 살갗이 벗겨지고 검푸르게 변하였다. 18일간 요단식을 실시하였고 완전히 치

료되었다. 더 이상 빈혈과 건선으로 고생하지 않았다. 탈저가 생겼던 양쪽 다리에 전혀 흉터가 남지 않았고 요단식 기간 동안 3.8cm의 키가 자랐다.

☕ B부인. 아트로핀Atropin을 일년 동안 사용한 뒤에 손가락에 탈저가 생기고 심한 결막염이 발병하였다. 탈저를 치료하기 위하여 12일간 요단식을 실시하였다. 일주일 뒤에는 결막염 치료를 위해 두 번째 요단식을 실시하였더니 23일 만에 완치되었다.

🍷 I씨 54세. 생선뼈에 엄지손가락을 찔린 뒤 곧바로 의사의 치료를 받았으나 결국 탈저가 생겼다. 외과의사는 절단하는 것이 현명한 처사라고 하였지만 환자는 수술을 거부하였다. 14일간 요단식을 실시하였고 전신 요마사지를 하였다. 오래 묵혀 농도가 짙게 발효된 요로 손가락에 찜질을 하였다. 치료 3일 만에 호전되었고 12일 후에는 완전히 치료되었다.

☕ N씨 55세. 양쪽 다리에 결핵성 탈저가 생겨 외과의사들은 사지를 절단해야 한다고 주장했지만 아내가 수술을 반대하였다. 환자의 상태는 극도로 쇠약해졌고 빈번한 마취제 주사로 인하여 심한 우울증까지 겹쳤다. 내 방식 대로 42일간 요단식을 하였다. 지금은 다른 여느 사람과 마찬가지로 걸어 다니면서 운동을 즐기고 있다.

🥛 L씨 부인 48세. 큰 그릇에 기름을 끓이다가 끓는 기름이 엎질러져서 양 다리와 발에 탈저가 생겼다. 의사들이 3주일 동안 환부에 고약을 바르는 치료를 하였으나 결과는 참담했다. 28일간 요단식과 일반적인 요료법 치료를 병행하였더니 10일 후에 현저하게 나아졌다. 2주일 뒤에 완전히 정상으로 회복되었다.

심각한 어떤 질병보다도, 그리고 '죽음을 가져오는' 어떤 질병보다도 요료법에 상당히 신속한 반응을 보이며 치료되는 질병은 탈저이다. 내가 꼭 강조하고 싶은 것은 거의 모든 환자들이 의사들로부터 절단 수술을 해야 한다는 권유를 받은 후에 요료법으로 치료를 받았다는 점이다. 요가 쓸모없는 물질이 아니라 다시 말해 생명의 액체로서 근육이 되고 혈액을 구성하며 그리고 중요한 조직을 형성한다는 사실을 이해한다면 요의 사용은 더욱 확대될 것이고 사람들은 쉽게 요료법을 인정하게 될 것이다.

백혈병白血病

현대 요료법의 아버지라 불리는 J. W. 암스트롱이 그가 치료했던 백혈병 사례들을 발표하였다.

그 환자는 동료 두 명과 함께 택시를 타고 나의 집으로 오게 되었다. 병이 너무 심하여 부축 없이는 방 안으로 걸어 들어 올 수 없었고 몹시 창백하고 수척해 보였다. 겉모습만으로도 아주 심각한 상태의 환자인 것을 알 수 있었다. 그의 나이는 48세로 지난 1년 사이에 체중이 25kg 감소하였고 병원 치료를 받는 수주일 동안 6kg이 더 줄었다. 진찰을 마친 후 그에게 병에 대하여 이야기하였다.

당신의 병은 의학적으로 말하면 백혈병 혹은 비성 빈혈脾性 貧血이라고 불립니다. 전문의들에 따르면 당신은 앞으로 3개월 밖에 살지 못합니다. 당신의 병은 균형 잡히지 않은 변질된 식사로 인하여 생긴 것입니다. 그렇지만 당신의 병은 요단식과 요료법으로 치료될 수 있습니다.

나는 자세하게 설명을 해주었다. 그러자 그는 자신의 병력을 이야기하였다. 요점은 다음과 같다.

그의 친척들은 의사들로부터 그 질병이 항상 치명적이기는 하나, 심부 방사선 치료와 약물 투여, 여러 종류의 주사 치료를 병행하면 3개월에서 6개월 정도로 생명을 연장할 수 있다는 이야기를 들었다식이요법에 대한 언급은 없었고 환자의 간 상태는 좋다고 했다. P씨는 지방 병원을 찾아가 의사들에게 여러 차례 진찰을 받았는데 의사들은 흔하지 않은 질병이라고 P씨에게 관심을 보였다. 그가 앓고 있는 질병의 병명과 앞으로의 생존 기간에 대해 객원 의사들의 의견이 일치되었다. 병리학 교수가 그의 혈액을 검사한 결과 백혈구 숫자가 적혈구 숫자보다 1입방밀리미터당 55만6천 개가 더 많았다.

P씨는 쉽게 치료가 될 수 있는 환자가 아니었고 방사선 치료 및 기타 다른 치료로 인한 합병증이 발생한 심각한 상태였다. 꼭 필요하다고 생각되는 기간 동안 중단 없이 요단식을 실시할 수 있을 만큼 신체가 준비된 상태가 아니었다. 그러나 요단식을 시작하였다. 그의 아내와 친구들이 장시간 요마사지를 해주었고 요료법의 필수 과정을 생략하지 않고 철저하게 음뇨를 하였더니 불과 1주일 만에 상태가 상당히 호전되었고 부축 없이 나의 집까지 걸어올 수 있었다.

병이 날로 좋아지자 그는 요단식을 중지하도록 내게 간청하였고 그의 강압에 못 견디고 요단식 중지 요청에 동의하였다. 하지만 '언제 무엇을 먹을 것인가' 하는 문제는 나의 지시에 따르도록 했고, 음뇨와 요마사지를 계속해야 한다는 조건을 달았다.

　그의 식단은 신선한 생과일_{사과, 오렌지, 바나나}과 주로 샐러드, 토마토, 찐 야채, 껍질째 찐 감자, 저온 살균 처리하지 않은 신선한 우유 등으로 구성되었고, 이 모든 것을 소량 먹도록 허용하였다.

　나중에는 간소하면서도 균형 잡힌 영양식으로 찐 생선과 고기를 먹을 수 있도록 지시하였는데 통조림 고기나 두 번 조리된 음식은 제외되었다. P씨는 음뇨를 계속하였고 이 모든 것을 성실하게 지켰다.

　내가 P씨를 처음 본 날로부터 6주 후에 다시 혈액 검사를 받았다. 전에는 백혈구 숫자가 적혈구 숫자보다 55만6천개 더 많았는데 이번에는 1입방밀리리터당 백혈구 숫자가 절반 이하로 감소되었다.

　P씨는 이런 검사 결과에 고무되어 일주일을 단위로 요단식을 더 실시하여 보겠다고 제의하였다. 그리하여 일주일을 단위로 다음 6주 동안 요단식을 실시하였다. 세 번째와 마지막 혈액 검사에서 백혈구 수는 거의 정상이 되었다. 12주에 걸친 엄격한 치료가 끝난 뒤에 P씨는 직장에 복귀하였고

건강한 사람이 되었다.

그러나 그의 이야기는 행복한 결말을 맺지 못했다. 균형 잡히지 않은 음식 때문에 그의 질병이 재발될 수 있다는 점을 강력하게 인식시켰음에도 불구하고 시간이 지남에 따라 P씨는 자신이 좋아하던 옛날의 잘못된 식사 습관으로 되돌아갔다.

고행을 끝내고 2년 동안 합당한 식사를 유지하는 동안 그는 감기 한 번 걸리지 않았다. 2년이 지나자 점차 본래의 모습으로 되돌아갔고 여러 번 종기와 감기에 걸려서 조심하라는 경고를 받았으나 그는 아무런 주의를 기울이지 않았다.

가혹했던 병에서 회복된 지 6년 후에 유행성 독감을 약물로 치료하던 중 결국 P씨는 사망하였다. 진실로, 파기破棄하는 자의 길은 험난할 뿐이다.

☕ 나에겐 비성 빈혈에 걸려서 치명적인 약물 치료를 받다가 숨을 거둔 옛날 학교 친구가 있다. 그 친구는 백혈병으로 한동안 심부 방사선 치료를 받았는데 P씨가 요단식과 요료법으로 치료에 성공했다는 이야기를 전해 들었다. 그러나 이미 때

는 늦었다. 마지막까지 약물 치료를 받다가 자기 집에서 숨졌다. 아! 슬픈 일이다. 자연보다 과학의 힘이 더 위대하다고 생각하는 전문가들의 치료술에 미혹되다니!

위질환胃疾患

다음의 임상 사례는 자신들의 병을 요료법으로 완치된 사례들로 환자들이 직접 발표한 것이다.

🍷 나는 위의 심한 통증으로 고통 받았으며 양손이 떨리는 증세가 있었다. 한 친구가 요료법을 시도해 보라고 충고했다. 손바닥을 나의 요로 문지르기로 결정했다. 3일간 손바닥에 요마사지를 하였더니 손이 떨리는 증세가 가라앉았다. 용기를 얻어 요마사지를 계속하였다.

나는 심한 위산 과다와 위에 생긴 궤양으로 고생하였다. 20년 동안 수많은 약들을 복용하였으나 통증은 멎지 않았다. 요로 가글링을 하기 시작하였고 전신 마사지도 하였다.

1주일 동안 충분히 마음의 준비를 한 다음 요를 마시기로 결심했다. 한 컵의 요를 하루에 세 번 또는 네 번씩 마셨다. 1주일 안으로 통증이 멎었을 때 느꼈던 기쁨은 무어라 말로 표현할 수 없다. 위궤양이 완전히 치료되었다. 이제는 식욕이 왕성해졌으며, 67세이긴 하지만 사회활동을 계속할 만큼 강인한 체력을 갖고 있다. 모든 것이 요료법이 가져다 준 혜택이다.

☞ 계속된 변비가 장에 나쁜 영향을 미치고 몸이 붓기도 했다. 이런 이유로 요료법을 시행하였는데 15일이 지나자 변비로부터 완전히 해방되었다는 것을 느꼈다.

🥛 내 아들인 사티시의 나이는 2살 반으로 태어나면서부터 계속되는 질병으로 고생했다. 이질과 구토, 열이 일반적인 증상들이었다. 1960년 6월 28일 고열이 나기 시작하더니 체온이 405℃까지 올라가 좀처럼 떨어지지 않았다. 같은 해 11월

15일에는 전신에 염증이 나타나 6일 동안 계속되었다. 의사는 수종水腫, Hydrops : 신체 조직이나 체강體腔 부위에 장액이나 혈장이 비정상적으로 축적되는 병이라고 진단하였다. 모든 투약을 중지하였다.

　그러자 새로운 문제가 발생하였다. 이질과 함께 요에서 피고름이 섞여 나오기 시작하였다. 1960년 12월 5일 요료법을 시작하였다. 어린 아들에게 갓 누운 요를 마시게 했으며 그 외에도 전신에 요마사지를 하였다. 식이요법으로 죽과 스프를 먹었다. 요료법 치료 시작 6일 만에 4개월 동안 가라앉지 않았던 고열이 갑자기 내렸고, 다음 1주일이 지나자 아들은 무릎을 움직이기 시작했다. 3주가 되었을 때 두 발로 서게 되었고, 비틀거리지만 걷기 시작했다. 요료법은 1961년 2월 3일까지 계속했다. 그 후에 아들은 요료법으로 새로운 삶과 건강을 찾았으며 새 삶과 건강을 되찾은 날부터 아들의 새로운 생애가 시작되었다.

　☞ 또 다른 임상 사례는 변비로 고생했던 남자 환자이다. 변비로 말미암아 그는 상당히 뚱뚱했으

며 기억력과 심장의 기능은 매우 연약했다. 요료법에 대한 확신이 서자 비밀스럽게 요를 마시기 시작했다.

온 몸에 열기가 심하게 내뿜어졌고 약간의 가려움증이 나타났으나 하루 세 번씩 음뇨를 계속하였다. 치료 시작 후 수일이 지나자 열기가 가라앉았다. 2개월 반 동안 요료법을 실시하였더니 변비가 완전히 없어졌고 몸이 가벼워졌다. 뇌와 심장의 허약함도 사라져버렸다.

요료법은 변비와 복부 팽만, 위산 과다, 공복감 결여, 일반적인 복부 통증 등의 치료에 효과가 있다고 여러 차례 거론되었다. 현대 의약품들이 단지 고통만을 없애는 일시적인 효과를 나타내는 반면에 요료법은 완전 치료를 약속한다.

대장질환大腸疾患

맹장염盲腸炎, 충수염에 걸린 환자에게 4~5일 동안 단식을 실시하면서 관찰할 것을 강력히 권한다. 만일 요단식을 시행한다면 요가 갖고 있는 살균제 특성 때문에 염증을 제거하고 배설 분비물의 외막을 떼어놓아 심한 통증이 가라앉게 된다.

그러므로 음뇨와 관장은 단식에 상당한 도움을 준다. 4~5일에 걸친 간단한 치료법이 맹장염의 고통을 제거해 줄 것이다.

☕ 45세 남성.

나는 지난 4년 동안 맹장염으로 고생하였다. 바로다라에 있는 유명한 듀프린병원에서 수술을 받았지만 수술 후에도 고통은 가라앉지 않았다. 그래서 여러 명의 의사에게 진찰을 받아본 결과 의사들은 한결같이 단 한 가지 치료법으로 나에게 2차 수술을 받는 것이 좋겠다고 충고하였다.

의사 N씨는 보고서를 주의 깊게 살펴보더니 대장에는 전혀 이상이 없고 또한 1차 수술 후 후유증이나 잘못된 점을 발견할 수 없다고 단언하였다. 그러고는 나를 퇴원시켰다.

마침내 나는 내 병과 대증요법 치료에 넌더리가

났고 그때에 요료법을 알게 되었다. 나는 나의 요를 하루에 세 번씩 마시기 시작하였고 요단식은 실시하지 않았다. 이틀이 지나자 조금 편해졌다. 3일째 되는 날 밤에 심한 통증이 나타났다. 기지를 발휘하여 통증 부위에 요마사지를 하였더니 10분 내에 잠들 수 있었다.

다음날 나는 하루 종일 배설한 요를 전부 마셨고 밤에는 요마사지를 하였다. 6일간 이런 치료를 반복하였더니 통증은 완전히 사라졌고 지금까지 재발하지 않았다.

지난 5주 동안 요료법을 계속하였다. 전혀 통증을 느끼지 않으며 매우 좋은 상태를 유지하고 있다. 내가 전에 포기했던 식이요법을 다시 시작하였다. 데보이에 살고 있는 대다수의 환자들이 요료법을 실시하였고 질병으로부터 해방되었다.

 52세 여성.
암리트 N. 와디아는 그의 딸 수니타가 18세인데 대변에 피가 섞여 나오는 이질을 앓고 있다고 알려왔다. 복부의 통증은 없었다. 그녀는 230cc 정도의 요와 450cc의 온수를 혼합한 액체로 관장을 하였다. 요료법을 실시하여 1주일 만에 완치되었다.

의사 자반트 J. 캄다르는 합병증을 동반한 이질에 걸려 고생하던 자신을 요료법으로 완치하였다고 편지를 보내왔다.

의사 마가니알 사라리아는 아메다바드의 유명한 실력 있는 의사이다. 그의 진료소는 사라스푸르 교차로에 위치하고 있으며 주로 외래 환자를 치료하는 병원이다. 사라리아는 요료법을 굳게 믿고 있다. 지금 그의 나이는 65세이다. 그는 건강하며 건강을 유지하는데 음뇨가 해롭지 않다는 사실을 알고 있다.

요가 질병이 만연된 상황에 대처하는 안전장치라는 것을 입증해 보이기 위해 그는 4개월 동안 자신의 요를 마셨다. 음뇨 기간 중에 소화가 잘되는 음식으로 하루에 한 끼 식사를 하였다. 7개월 후에 그의 체력은 강인해졌고 신체는 활력이 넘쳤다. 왕성해진 혈액순환으로 그의 피부에서 광택이 났다. 하루에 12시간에서 15시간씩 힘들게 일하여도 그는 전혀 피로감을 느끼지 못했으며 아무런 문제가 일어나지 않았다.

사라리아는 요료법으로 맹장염 환자를 성공적으로 치료하였는데 그 이야기는 다음과 같다.

☕ 라맘랄 트리베디는 30세의 젊은 남자 환자이다. 지난 수년 동안 변비와 기타 질병으로 고통을 받아왔다. 복부 오른쪽 부위에 갑작스런 통증과 함께 열이 나기 시작했다. 의사는 맹장염으로 진단을 내리고 수술을 권하였다. 외과의사인 사라리아에게 자문을 구하였고 환자는 1958년 10월 5일 사라리아의 병원에 입원하였다. 사라리아는 그에게 수술보다는 요료법으로 치료할 것을 강력히 주장하였다. 환자에게 하루에 세 번씩 음뇨를 하도록 지시했고, 900cc의 요를 항문으로 넣어 관장을 실시하였다. 상당량의 배설물이 쏟아져 나왔다. 입원 후 이틀째와 삼 일째 되는 날에도 같은 치료를 반복하였더니 장에 붙어있던 딱딱하고 소

화되지 않은 음식들이 전부 배설되었다. 그는 완전히 건강을 되찾게 되었다.

천식喘息 : Asthma

S. G. 판달알테르고안, P. O. 자데시 지방, 와르다, 마하라시트라은 그의 생애 대부분을 천식으로 고생하고 있었다. 그의 나이는 58세이다. 1928년에 말라리아에 걸린 후 5~6년에 한 번씩 규칙적으로 재발이 되어 고생했다.

1935년에 처음 호흡 곤란 증세가 나타났다. 그는 호흡 곤란이 과도한 운동으로 인하여 나타난 것으로 생각했다. 3일간 단식을 하였더니 호흡 곤란이 없어졌다. 2년이 지난 후에 또다시 심한 발작이 일어나 호흡 곤란 증세가 나타났고, 그는 전신에 무력감을 느꼈다. 심한 가래는 없었으나 가끔씩 심한 기침을 한 후에 약간의 가래가 나왔다.

의사들은 그의 병을 천식, 기관지염, 기관지 천식, 호산구 증가증好酸球 增加症, 알레르기 상태, 관상동맥 혈전증 등이라고 진단하였다. 15년 동안 수많은 종류의 약을 꾹 참고 복용하여 왔으나 효과는 없었다.

수개월 동안 우유와 간소한 음식, 과일들로 식이요법을 실시하였다. 그는 1963년 아들이 살고 있는 무크하드로 왔다. 아들은 그에게 요료법에 관한 책을 권해 주었고 그 책을 읽은 뒤, 1963년 3월 4일 요료법을 시작하였다. 초기에 몇 가지 반응이 관찰되었다.

맥박이 증가되어 요단식 기간 동안 약간의 꿀과 함께 물을 마셨더니 맥박수가 감소했다. 구강에도 부작용이 나타나 잇몸이 부었다. 그러나 그는 요단식을 계속하였다. 요단식이 끝날 때에 천식이 사라졌고 편도선염도 치료되었다. 복부가 편해지는 것을 느꼈고 피부 색깔이 훨씬 더 좋아졌다.

🍷 아샤 메타는 펀자브 적십자사 비서로 찬디가드에 살고 있었다. 1963년 건강이 나빠지기 시작하였다. 배가 부어오르고 복부를 살짝 건드리기만 하여도 통증이 나타났다. 폐에 울혈이 나타났고

천식으로 고생했다. 그녀는 암리트살에 살고 있는 의사 루돌프 스톤에게 자연요법 치료를 받았다.

루돌프 스톤은 환자에게 관장과 목욕을 이용한 자연요법 치료를 하였고, 식이요법을 병행하였다. 또한 환자의 요로 흉부를 마사지하라는 특별한 지시를 하였다. 그렇게 3개월간 치료를 계속하자 그녀는 완치되었고 천식과 기타 모든 병들이 없어졌다.

🥣 아리트 N. 와디아_{불사지방의 스테이숀가에 살고 있는 선생님}는 52세로 지난 20년 동안 천식으로 고생했다. 1964년에 요료법을 시작하였다. 30일간 약 230cc의 요를 마셨다. 두 달만에 그의 병은 완치되었다.

☕ 바갈푸르에 사는 샤르마는 12살의 어린 나이에 천식이 발병하였고 시력이 나빠서 안경을 써야 앞이 보였다. 요료법을 실시하여 하루에 네 번 요를 마셨고 요를 이용해 양쪽 눈을 씻었다. 식이요법도 철저히 하였고, 병은 완치 되었다. 샤르마는 천식이 없어졌고 시력을 되찾았으며 감기와 기

침도 고쳤다.

🍷 E씨37세. 14세부터 천식으로 고생하다가 해군에서 기관지 천식으로 제대하였다. 바다 생활이 천식을 악화시켰던 것이다. 밤마다 네 번씩 약물 흡입기를 사용할 정도로 천식이 심했고 심한 기침 발작을 예방하는 약물 흡입기 없이는 감히 영화를 보러갈 수가 없었다.

그는 3개월 동안 하루에 1.7리터~2.3리터의 요를 마셨고 36~40시간에 걸친 요단식을 두 번 실시하였다. 놀랄 만큼 효과가 나타나 영화관에 약물 흡입기를 갖고 가지 않아도 되었고, 밤에 약물 흡입기를 사용하지 않게 되었다. 그를 괴롭히던 모든 두려움들이 사라졌고 그의 건강은 눈에 띄게 개선되었다.

🥛 또 다른 사례는 유명한 자연요법 요양소에서 3주일 동안 단식을 하였으나 결국 실패로 끝났던 환자이다. 그는 4일간의 요단식으로 천식이 치료된 환자이다. 요를 마실 때마다 가래가 조금씩

나왔다. 단식 마지막 날에 가래 덩어리가 나오게
되자 밖으로 나가 언덕을 오르면서 숨쉬기가 괜찮
은지 시험해 보았다. 숨을 쉬는 데 어려움을 느끼
지 않게 되자 그는 즉시 직장으로 돌아갔다.

기침과 감기

감기의 원인은 간단하다. 그렇기 때문에 감기가
흔한 것이다. 감기의 발생은 균형 잡히지 않은 식
사에 기인한다. 많은 사람들이 균형 잡힌 식사를
하지 않기 때문에 다양할 정도로 감기에 민감하다.

감기에 걸리면 먼저 감사하는 마음을 가지라고
말하고 싶다. 감기는 일종의 신체 대청소와 같은
것으로 감기를 억제해서는 안 된다. 그러나 불행
히도 감기에 걸렸다고 생각되면 사람들이 제일 먼
저 하는 일이 감기를 낫게 하는 약을 사는 일이다.
이것은 감기를 완치시키는 것이 아니라 잠시 억제
하는 것으로 자연의 섭리를 거역하는 일이다. 단

순한 감기를 억제하면 종종 악화되어 폐렴 등과 같은 합병증을 일으키게 된다.

치료 방법은 오로지 요와 냉수만으로 요단식을 하는 것이다. 알약이던 물약이던 절대로 약을 복용하여서는 안 된다. 요단식으로 치료를 하면 건강한 사람일 경우 12시간 내에 감기가 사라진다. 냉수만으로 단식을 하면 24시간에서 48시간 내에 감기가 치료될 수 있다. 그러나 그것은 요단식을 하는 것보다 덜 효과적이다.

요단식을 하면 콧물감기 증세가 빨리 사라지고 모든 면에서 치료 전보다 상태가 훨씬 좋아진다. 더욱이 요단식이 중요한 것은 유행성 독감과 폐렴 등과 같은 합병증을 예방하여 주기 때문이다. 일단 폐렴이나 독감이 발병하면 최소한 10일 이상 요단식을 해야 하고 더 많은 간호와 더 오랜 기간의 요양이 필요하다.

☕ 태어나자마자 곧바로 기침과 감기로 고생하는 손자가 있었다. 태어날 때 보통 아이의 체중

이 35kg 전후인데 비하여 그 아이의 체중은 2kg이었다. 의사들이 기술적으로 주사약을 투여 하여 아이를 살리려고 온갖 노력을 기울였다. 세살이 될 때까지 아이가 자라는 동안 계절이 바뀔 때마다 감기와 기침을 계속하였다.

할아버지는 요료법에 대한 믿음을 갖고 있었지만 차마 손자에게 요를 마시게 할 수가 없었다. 얼굴을 외면한 채 "누가 소변을 마실 수 있는가"라고 되물었다. 아이의 엄마는 곧바로 요로 아이의 몸을 마사지하기 시작했다. 규칙적으로 요마사지를 하였더니 그 결과 손자는 기침과 감기, 열로부터 해방되었고 계절이 바뀌어도 재발하지 않았다.

🍷 수라트에 주둔하는 군인의 아들이 백일해를 앓고 있었다. 여러 대증요법 약물들을 투여하였으나 결과는 마찬가지였다. 그 아이의 엄마가 소년으로 하여금 소변볼 때마다 누운 소년의 요를 마시도록 했다. 오래된 기침이 간단한 요료법으로 치료되었다. 그들은 요료법의 신봉자가 되었으며 소년이 아플 때마다 요료법을 이용하여 치료하였다.

점차적으로 건강이 회복되었고 백일해도 완전히 치료되었다. 내리막길로 치닫던 소년의 건강은 완전히 정상이 되었다.

🍵 바이아스닥터 스트리트, 마후바. 사우라슈트라는 심한 기침과 감기에 걸린 자신을 요료법으로 치료하였다. 그 후 기침과 감기로부터 완전히 해방되었고, 기타 다른 질병으로부터도 벗어나게 되었다.

🥛 찬드라나가르에서 온 선생님은 요료법을 실시한 뒤에 기침뿐만 아니라 복부 팽만, 목의 통증, 흉통, 손과 발의 류머티스 통증 및 기타 질병을 치료하였다. 그는 요료법으로 학생들의 안질환과 피부병, 여러 질병들을 치료하기 시작하였는데 어린이 모두가 완치되는 축복을 받았다.

🍷 라오지바이는 기침과 다른 질병에 요료법을 실시하여 많은 효과를 보았다고 기록하였다.

🍵 N. 로이뉴 인디아 통조림 공장, P. O. 마나시, 문거 지역, 빌하르는

통조림 공장의 검사관이었다. 기침과 감기 및 기타 질병을 치료하는데 요료법이 효과적이었다고 적은 편지를 보내왔다.

수라트에 사는 바가트는 친구와 친구 부인들이 요료법을 이용하여 많은 효험을 보았다는 편지를 보내왔다. 그들의 병명을 일일이 적지는 않았지만 모든 질병들이 사라졌다고 적었다.

열병熱病

말라리아는 간헐적으로 열이 나고 더웠다 추웠다를 반복하면서 땀을 흘리는 전염병이다. 열이 나지 않으면 환자는 비교적 건강해 보인다. 약물학藥物學에 따르면 모든 형태의 말라리아는 혈액 속에 기생하여 살고 있는 기생충 때문이라고 한다. 사람의 피를 빨아먹은 모기가 말라리아에 감염되고 다시 그 모기가 사람을 물어 말라리아를 감염시킨다. 대중요법 치료가들이 키니네를 사용하여 말라리아를 치료억제하고 있으나 일단 한번 병에 걸리면 골치 아프고 괴로운 말라리아의 특징적인 증상은 계속 반복하여 재발된다.

정통 의학의 치료법은 말라리아를 완전히 근절시키는 것이 아니라 일시적으로 말라리아를 잠복하게 한다. 그러나 요료법은 말라리아를 완치시킨다. 지금까지 말라리아를 요단식과 물만으로 치료하여 10일 내에 완치시키지 못한 사례는 없었다.

☕ Q운동가 타입, 절제력 있는 소식가씨는 동부 지역을 방문했다가 말라리아에 걸려서 3년 동안 고생하였다. 지난 1년 동안 36번이나 재발되는 말라리아 증상으로 키니네를 정기적으로 복용하고 있었으므로 그는 요료법으로 말라리아를 치료하기로 결심했다. 결국 그는 10일간 요단식을 실시하여 완전히 말라리아를 완치시켰다. 더 이상 키니네가 필요치 않았다. 그 후 말라리아는 재발하지 않았고 절제하는 습관과 자유로이 마시는 음뇨 덕분에 그는 건강을 완벽하게 유지하고 있다.

☞ 한 군인소령이 말라리아 일종인 흑수열에 걸려서 혼수상태로 삼림 지대에서 원주민들에 의하여 발견되었다. 원주민들은 소령에게 10일간 단식을 하게 했고 요습포를 붙이고 소령의 요와 물만을 마시게 했다.

유행성 독감은 오늘날 흔한 질병이 되어버렸다. 유행성 독감은 신체의 활력을 저하시키고 심한 육체적 고통을 수반한다. 환자는 매우 쇠약해지며 열이 떨어진 후에도 좋지 않은 후유증이 오랫동안 계속된다. 요는 유행성 독감을 낫게 하는 기적과 같은 약이다.

다음은 의사인 마니바이 파텔의 보고서이다.

금년에는 유행성 독감이 유행하였다. 나는 대증요법 전문의로서 동료들에 대하여 느낀 소견을 피력하면 그들을 불쾌하게 만들지 모른다. 하지만 나는 진실이 감추어지거나 사장되는 것을 원치 않는다. 의사들은 병의 근원적인 원인을 해결하기보다는 단지 눈에 보이는 증상만을 치료하고 있다.

대중요법 치료를 담당하고 있는 현대 의사들은 스트렙토페니실린주사, 에이피씨APC 알약, 기타 썰파 그룹의 약물들을 사용한다. 이런 치료 약물을 사용하여 질병들이 억제되는 것은 사실이다. 그러나 심장과 신장에 나쁜 영향을 미친다. 많은 환자들이 불면증으로 고생한다.

수많은 유행성 독감 환자들이 치료를 받으러 나를 찾아온다. 나는 내 경험을 토대로 요료법이 다른 어느 대증요법 치료보다도 효과적이고 유익한 치료법이란 사실을 주장할 수 있다.

1951년에 나는 아프리카에 있었다. 우간다 숲속에 살고 있는 원주민들 사이에 열병이 유행하였다. 나는 원주민들의 치료법에 상당한 궁금증을 갖게 되었고 그 궁금증을 풀기 위하여 조사를 시작하였다. 일부 신교도 성직자들이 자신들의 요로병을 치료하는 것을 목격하고 나는 몹시 놀랐다. 요를 이용한 치료법으로 아프리카 원주민들은 짧은 시간 내에 그들의 건강을 회복하였다. 그래서 나는 요료법에 대한 관심을 갖게 되었다. 성직자들의 사랑과 호의를 결코 잊을 수 없다. 성직자들은 요료법에 관한 두 권의 책을 내게 주었고 그 책을 읽고 나서 요료법의 과학적인 내용을 이해하게 되었다. 1942년 군대에 있는 동안 나 자신은 물론 부대에 배치되었던 유럽 출신 장교들이 요료법을 받아들여 수많은 질병을 치료하였다.

🍷 란지트바이 바라데바바이 파리크는 사심이 없는 직장인이다. 요료법으로 많은 도움을 받았으므로 다른 사람들에게 요료법을 널리 알리고 있다. 1958년 유행성 독감이 유행하였다. 란지트바이는 매일 음뇨를 한 덕분으로 유행성 독감에 전염되지 않았으나 그의 조카 필립은 유행성 독감에 걸렸다. 조카에게 요를 마시라고 충고하였다. 음뇨 후 30분이 지나자 조카는 심하게 구역질을 하더니 약간 노랗고 검은 색깔의 구토물을 토했다. 조카는 가슴과 복부가 편해지는 것을 느꼈고 유행성 독감은 사라졌다. 그는 더 이상 요를 마실 필요가 없었다. 이런 방식으로 란지트바이는 수많은 환자들을 치료하였다. 하지만 란지트바이는 그의

이름이 널리 알려지는 것을 원치 않았다.

의사들은 비자연적인 방법으로 환자의 열을 내리려고 애를 쓰지만 그 방법은 자연의 법칙을 거스르는 행위로 환자의 생명에 위험을 초래할 수 있다. 또한 그것은 장래에 병이 나타나도록 불씨를 심는 것과 다를 바 없다. 열이 나는 것은 몸 안에 있던 독소가 연소되는 자연 현상의 일부분으로 실제로 치료되는 과정이다.

난치병도 아니고 올바르게 다루면 절대로 치명상이 되지 않는 열병을 치료하는 단 한 가지 방법은 요료법이라는 사실을 경험을 통해서 알게 되었다.

열병을 앓는 환자의 요가 탁하고 지저분하며 양이 적은 이유는 열 자체로 인한 것이 아니라 열로 인하여 신체 상태가 변화되었기 때문이다. 그로 말미암아 신체 내에 들어 있던 귀중한 염분과 조직들이 손실되고 요의 상태에 변화를 일으킨다. 또한 환자를 극도로 쇠약하게 만들고 의식을 몽롱하게 하며 정신을 산만하게 하면서 악몽에 시달리게 한다.

이런 사유로 열을 억제시키는 정통 의학 치료를 받은 환자들은 좋지 않은 후유증에 시달리게 되고 병의 회복이 늦어지게 되는 것이다. 이 모든 것을 피할 수 있는 합당한 치료 방법은 요료법이다.

요료법은 죽은 세포를 재생시키는 능력을 갖고 있다. 요료법의 치료 효과는 여러 번 되풀이되어 증명되었고 디프테리아, 수두, 성홍열, 유행성 독감, 류머티즘열 기타 고열을 동반한 급성 질환 등은 요료법으로 성공적으로 완치되었다. 성홍열과 류머티즘열, 기타 열병들을 억제 방법으로 잘못 치료한 결과 괴롭고도 만성적인 후유증이 자주 발생했던 것과는 달리 요료법 치료 후에는 전혀 후유증이 발생하지 않았다.

상처와 화상

요료법은 신기할 정도로 상처 치유능력이 있다. 통증이 심하여 움직일 수 없는 상처뿐만 아니라 베인 상처, 욕창, 녹슨 못에 의한 상처, 생선 가시에 찔린 상처, 잘 낫지 않는 상처 등의 치료에 요료법이 이용된다.

악취를 풍기는 상처와 약물 중독, 심지어는 중증의 상처로 절단 수술까지 논의되었던 환자에게 할 수 있는 마지막 치료법으로 요료법이 추천되고 있다.

일반적으로 요료법의 효과는 신속하게 나타난다. 3~4일간의 치료로 초기에 치료되기도 하고 약물 치료를 받았던 환자나 거의 탈저脫疽 상태에 이른 환자들의 경우 10일에서 18일 정도의 치료 기간이 소요되기도 한다.

☕ 텍사스 템플에 사는 의사인 코튼은 1935년에 요료법이 주는 혜택에 대하여 글을 적어 보내왔다.

"나는 시험해 볼 목적으로 요료법을 시행하였는데 그 효과는 매우 놀라웠습니다. 요를 사용하여 상처와 화상 부위를 치료하는 요료법을 매도罵倒하여서는 안 됩니다. 이런 치유 능력은 요의 성분 중에 함유된 알론타인Allontain : C4H6O3N4이란 성분에 의한 것입니다."

🍷 J. W. 암스트롱은 발을 다친 후 요료법으로 치료한 자신의 경험담을 이야기했다.

"나는 부상으로 발가락과 발목, 발이 심하게 찢어지는 상처를 입었다. 발톱이 떨어져나갔고 발가락은 살 속으로 파고들었다. 당연히 통증과 충격이 매우 심했다. 나는 의사인 친구의 도움을 거절하고 상처를 치료하는데 요료법의 효과를 다시금 입증해 보려고 결심했다.

먼저 사고를 목격했던 체육회의 의사들이 내 발의 탈골 부위를 바로잡아 주었다. 나는 심한 충격으로 4일간 요단식을 실시하였고, 오래 묵힌 요를 천에 적셔서 상처 부위에 갖다 대었다. 요습포에 사용된 천은 가끔씩 요에 적셔서 축축하게 습기를 유지했으며, 5일 동안 요습포를 떼지 않았다.

마침내 요습포를 떼어 보니 치료 효과는 매우 놀라웠다. 부상당했던 상처는 흔적도 없이 사라졌고, 발은 어렸을 때처럼 유연해지고 튼튼해졌다. 요료법 실시 후에 오랫동안 나를 괴롭혀왔던 발가락의 티눈이 없어진 것을 우연히 발견하였다.

🥛 40대 초반의 남자 환자가 팔뚝에 총상을 입고 지방 병원에서 매주일 통원 치료를 받고 있었다. 1년 전에 총상을 당했지만 나아가는 징후는 보이지 않았다. 상처는 길이 25cm, 1cm정도 깊이로 파여져 곪아 있었다. 의사들은 상처가 진행되어 탈저로 발전되지 않을까 걱정하였으며 탈저를 예방하기 위하여 독한 연고를 바르고, 상처 부위를 소독하고 붕대로 감았다.

수차례 종류가 다른 연고를 써보기도 하고 여러 번 연고 성분의 혼합 비율을 바꾸어 상처를 치료하였다. 정통 의학 치료법에 염증을 느낀 환자는 플레처리즘Fletcherism : 건강을 위하여 음식의 양을 알맞게 줄이자는 주의. 미국의 영양학자 플레처Fletcher, H.가 주장하였다.과 솔즈베리 치료법salisbury Treatment : 따뜻한 물과 잘게 썬 쇠고기만을 섭취하여 비만증을 치료하는 요법을 시도하였다.

그 후 분명히 약간의 효과가 나타났다. 그러나 상처는 결코 아물지 않았다. 아내의 반대에도 불구하고 그는 결국 요료법을 시작하였다.

우선 붕대를 벗겨 내고 오래 묵힌 요로 상처를 하루에 세 번씩 씻었다. 신체의 다른 부위는 맨 손을 사용하여 역시 오래 묵힌 요로 장시간 요마사지를 하였다. 3일간 환자의 요와 냉수만으로 요단식을 실시하였고, 잠시 동안 일광욕을 하였다. 일주일이 지나자 패였던 상처 부위는 보이지 않고 실과 같은 가느다란 흉터만이 남아 있었다. '다시 말해 1년이 넘게 치료를 해도 낫지 않던 상처'가 10일 동안의 자연요법으로 완치되었던 것이다.

　매년 수천 명의 미국사람들이 화상으로 사망하는데 사망자 중 절반이 5세 이하의 어린아이들이다. 화상 치료 중에 사망하기도 하며 화상과 잘못된 치료가 복합되어 사망하기도 한다. 화상을 입고 살아남은 행운아가 된 후에도 보기 싫은 흉터와 딱딱하게 오므라든 피부, 경직된 사지, 못쓰게 된 사지와 손가락 등으로 고생하게 된다. 전혀 치료비가 들지 않는 요료법은 수일 내에 완전한 치유를 보장하며 무엇보다도 요료법이 제일 뛰어난 장점은 보기 싫은 흉터를 남기지 않는다는 것이다.

팔, 다리, 기타 관절의 통증

🍷 척추뼈를 삐끗하여 네 번째와 다섯 번째 척추뼈 부위가 부어오른 젊은 여성이 있었다. 심한 통증으로 허리를 똑바로 펴지 못했고, 옆으로도, 뒤쪽으로도 돌아누울 수가 없었으며 잠조차 편안히 잘 수 없었다. 그 여성은 봄베이로 가서 의사의 지시대로 라디움 치료를 받았지만 통증은 여전히 계속되었다. 그 후에 그 여성은 아란드에 있는 선교회 병원에 입원하였다.

허리를 깁스Gips : 석고붕대로 고정시키고 꼬박 3개월 보름을 침대에 누워 있었다. 역시 전혀 효과가 없었다. 통증은 날마다 심해졌다. 결국 그녀에게 요료법 치료를 하는 것이 좋겠다고 강력히 권유하였다.

요마사지부터 시작하였다. 일주일 후에 그 여성의 상태는 약간 호전되었고 15일 동안 요마사지를 하였더니 척추뼈 부위의 부종이 가라앉기 시작했다. 그래서 필요할 때마다 며칠씩 요단식을 실시하였다. 1개월 만에 그 여성의 병은 완치되었다.

☕ 신앙심이 깊은 여성이 3년 동안 계속되는 견갑통肩胛痛과 뻣뻣해진 어깨 놀림으로 고생하였다. 하지만 의사는 환자의 고통을 해결하지 못하였다. 환자는 규칙적인 음뇨와 요마사지를 병행하여 자신의 고통을 제거하였다. 또한 환자는 양쪽 눈에 요를 몇 방울 떨어뜨려 눈을 씻었다.

예전에는 잘 보이지 않을 정도로 약했던 시력이 지금은 정상이 되어 잘 보이게 되었을 뿐만 아니라 요를 사용하여 상처와 기타 질병도 고칠 수 있었다.

☕ 또 다른 사례로 약간 뚱뚱한 44세 여성이 있었다. 양 무릎과 어깨의 통증, 기타 관절들의 통증으로 고생했는데 통증은 점점 온몸으로 퍼져갔다. 모든 관절이 부어올라 걷는 것조차 어려워졌다. 환자는 1966년 5월 12일 요료법을 시작하였고 4~5일이 지나자 조금씩 편해졌다. 5일간 요단식을 실시한 결과 모든 고통과 통증이 사라져버렸다. 체중이 5.4kg감소되었고 변비가 없어졌다. 더 이상 감기에 걸리지 않았고, 지금은 건강을 되찾

아 아주 잘 지내고 있다.

🍷 자디아라구루에서 온 여성은 45세였다. 환자의 양손은 밤이 되면 마비되곤 하였는데 그런 상태가 12년 동안 계속되어 고생했다. 점점 마비가 심하여졌으며 손을 누르면 통증이 있었다. 의사의 치료를 받아보았으나 별 도움이 되지 않았다.

그래서 1965년에 요료법을 시작하였다. 5일간 요단식을 하였고, 요로 환자의 양손을 마사지하였다. 환자의 상태는 상당히 좋아졌고 손의 마비가 완치되어 지금은 완전히 정상이다.

🥛 50세 여성이 무릎을 딱딱한 것에 부딪히는 사고를 당한 뒤에 연골이 손상되었다. 제대로 걸을 수 없었고 후유증으로 관절염이 발병하였다. 환자를 수분 동안만이라도 똑바로 서 있게 할 수가 없었다. 우연히 요료법을 알게 되어 이틀간 요단식을 하였고, 2개월 동안 무릎에 요마사지를 실시하였다.

그 결과 지금은 완전히 정상이 되었다. 혹시 어

176

디가 불편하거나 아프다고 느끼면 곧 요료법을 실시한다. 요료법을 한 뒤에는 통증이 즉시 가라앉는다. 이제는 높은 건물이라도 300 계단 정도는 걸어 올라가며, 요료법의 열렬한 지지자가 되었다. 그 환자는 한 젊은 여성의 암을 요료법으로 고쳐주었다.

피부병皮膚病

수포水疱

1948년 전신에 수포가 생긴 중증 환자가 있었다. 갑작스런 통증으로 인하여 앉아 있지도 못하고 잠도 잘 수가 없었다. 매일 전신에 요습포를 하였고, 20일 동안 계속하였다. 환자는 완전히 건강해졌다.

벌이나 모기, 기타 해충害蟲에 물렸을 때 즉시 물린 자리에 요를 바르고 문지르면 곧바로 물린 상처 부위가 가라앉는다. 전갈의 독에 오염되더라도 환자의 요를 바르고 요에 적신 습포를 피부에 대고 있으면 상처 부위는 가라 앉는다.

백선白癬 : Ringworm과 두드러기

샤말바이는 알레르기 체질로 인하여 혈액이 맑지 못했고그것 때문에 백선이 전신에 퍼졌고, 코에 제일 심하게 나타났다 당뇨병을 앓고 있었다. 그는 요료법을 잘못된 방법으로 시작하였다.

자신의 신체 조건을 고려하지 않은 채 요료법을 실시하였고 치료 중인데도 불구하고 홍차에 사카린을 넣어 마셨다. 며칠이 지나자 전신에 두드러기가 나타나더니 작은 종기도 나타났다. 즉시 사카린을 중지하도록 지시하였다. 종기가 터지도록 약간의 압력을 가하여 요마사지를 실시하였고 그는 지시대로 잘 따랐다.

수일 내에 그의 병은 사라졌다. 요는 화학 물질이기는 하나 자연 그대로의 물질이다. 사카린은 요와는 반대로 인공적으로 합성된 화학 물질이다. 적어도 치료 기간 동안에는 이런 음식물을 먹지 말아야 한다.

습진濕疹

☕ 파탄에 살고 있는 라시크랄바이는 봄베이 홍차 공장의 대리점 지배인이었다. 그의 아내가 손가락 습진으로 고생하였다. 수개월 동안 의사에게 치료를 받았지만 회복되지 않아 요료법을 시작하였다. 2주일 내에 습진에 걸린 여러 손가락들이 깨끗이 치료되어 습진의 흔적은 보이지 않았다.

🍷 난다랄 P. 소란키는 35세로 품바르바다에 살고 있는 재단사였다. 그는 20년 동안 습진으로 고생했다. 수많은 피부 전문의에게 치료를 받았고 입원 치료까지 받았지만 효과가 없었다. 1967년 5월 28일 요료법을 시작하였고 3개월간 계속하였다.

매일 120~180cc의 요를 마시고 따뜻하게 데운 오래 묵힌 요로 하루에 두 번씩 3개월 동안 마사지를 계속하였다. 환부에는 요를 흠뻑 적신 면 조각을 붙이고 있었다. 요단식을 8일간 실시하였는데 환자는 요단식 기간 동안 감기에 걸렸고 설사를 하였다. 그런 과정을 통해 독소가 모두 제거되었다. 그리고 질병은 완전히 치료되었다.

☞ 찬찰벤 R. 파텔은 하루에 세 번씩 요를 외용약으로 사용하여 습진 부위에 발랐고, 25일간 계속하였다. 음뇨를 하지 않고 단지 바르기만 하였는데 환자의 병은 완치되었다. 습진은 그 후로 재발하지 않았다.

나병 癩病, White Leprosy

약 15년 전, 35세의 남자 환자가 전신에 나병이 퍼져서 고통 중에 있었다. 머리와 얼굴, 흉부, 복부, 손, 발등에 크고 작은 여러 개의 반점들이 생겼다. 머리까지 하얗게 변했다. 요료법 이야기를 듣고 여러 가지 실험을 하기 시작했다. 음뇨 후에 그의 눈병이 사라졌고, 요마사지를 실시한 후에 나병은 사라졌다.

체계적으로 요를 마시고 요마사지를 병행하여 그의 나병은 점차적으로 줄어들었다. 팔뚝과 다리에 약간의 반점들이 계속 나타나긴 하였지만 그를 더 이상 괴롭히지 않았다. 여름에도 전혀 따갑게 느껴지지 않았다.

퇴행성 나병 退行性 癩病, Degenerative Leprosy

카나지바이 모라니알는 32세로 아메다바드에 살고 있다. 피부병 전문의가 퇴행성 나병으로 진단하고 오랫동안 치료하였으나 완치되지 않았다. 양손과 여러 손가락에 생긴 상처는 심하게 패였고, 환자는 찌르는 듯한 강렬한 통증을 느꼈다. 어느 것도 손으로 들어 올릴 수 없었다.

양손의 신경들은 수축을 일으키고 무리하게 긴장되어 있었다. 그는 이미 양손에 요마사지를 하기 시작하였고, 1주일 동안 요마사지를 실시한 후에 찌르는 듯한 강렬한 통증은 많이 가라앉았다. 규칙적으로 요마사지를 계속하라는 지시를 받았다. 또한 다음날부터 음뇨를 시작하라는 지시와 수일이 지난 다음에는 물과 요만 마시는 요단식을 실시하라는 충고를 함께 받았다.

1주일이 지나자 환자는 병의 상태가 상당히 좋아졌다고 알려왔다. 3일간 요단식을 실시하였고 3개월 동안 요마사지를 계속 하였다. 환자는 치료 결과에 대해 매우 흡족해 하였다. 환자의 이야기를 간추려 보겠다.

치료 전에 나는 양손을 위 아래로 움직일 수 없었다. 그러나 지금은 그것이 가능하게 되었다. 전에는 양손을 사용하는 일을 할 수 없었는데 지금은 양손으로 일을 할 수 있게 되었다. 나는 요료법으로 여러 가지 많은 도움을 받았다. 양손과 발에 생겼던 나병의 상처는 모두 사라졌고 손가락을 찌르는 통증도 없어졌다.

건선乾癬, Psoriasis

의사들은 건선乾癬 : 빨간 반점이 은백색의 피부 딱지들로 덮여 있는 만성 피부병의 계속적인 진행을 막을 수 있지만 완치는 불가능하다고 말했다. 건선으로 고생했던 한 남자가 그의 병력에 대하여 다음과 같이 말했다.

나는 건선이 퍼지지 않도록 온갖 종류의 대증요법 치료제를 투여하여 보았지만 효과는 없었다. 1960년 6월 12일 요마사지를 하기 위하여 여러 개의 병에 요를 담아두기 시작했다. 450cc 정도의 병 세 개를 요로 채운 뒤 전신에 요마사지를 실시하였다. 다음날 피부가 부드러워지고 윤기가 나는 것을 보고 나는 놀랐다. 죽은 피부 표피들이 완전히 벗겨져 나갔고 깨끗해졌다. 목욕을 할 때 몸 전체가 부드러워진 것을 느꼈다. 그래서 요를 마셔 보기로 결심했다. 처음에는 요로 치아를 닦았고 6월 18일 처음 음뇨를 하였다. 다음날 의사에게 진찰을 받았는데 의사는 피부병이 좋아진 것을 보고 매우 기뻐하였다.

6월 16일부터 지금까지 음뇨와 요마사지를 계속하고 있다. 매일 머리에서 발끝까지 요마사지를 실시하고 약간의 신체 운동을 한 뒤에 목욕을 한다. 죽은 표피들은 완전히 사라졌고, 내 피부들은 매우 싱싱해 보였다. 6월 16일 이후 가려운 증상은 전혀 없었다. 건선은 완전히 치료되었고 변비가 사라졌다. 내 몸은 활기가 넘치고 식욕이 솟구친다.

종기腫氣

바가반다 N. 디마르는 불사 지방에 있는 종합과학기술학교 강사로 빌모라에 위치한 디마 연합주

택에 살고 있다. 지난 8년 동안 종기로 고생하였는데 때론 고름으로 가득 찬 종기가 전신에 돋았다. 의사의 치료를 받았고 입원 치료도 받아보았지만 치료되지 않았다.

1967년 8월 요료법을 시작하였고 2달간 계속하였다. 약 60cc의 요를 하루에 두 번 마셨다. 종기가 난 환부에 요를 적신 습포를 붙였다. 요료법을 시작할 때 9일간 요단식을 실시하였고 결국 완치되었다.

감염感染

☕ 구자라트 주 의회에서 제일 처음 연설을 하였던 칼리안지바이 메타는 피부에 세균 감염이 발생하였다. 그로 인하여 다리가 몹시 가려웠고 피가 흘러나왔으며 때론 통증이 심했다. 한 달 동안 여러 가지 약물을 복용하였으나 소용이 없었고 환자는 매우 괴로워하였다. 3일간 밤마다 요에 적신 패드를 환부에 붙이고 잠을 잤다. 그 뒤 그는 완전히 치료되었다.

☕ 아프리카 나이로비에 살고 있는 파텔은 무릎에 작은 반점이 나타나기 시작하더니 점차 피부병으로 변하여 전신으로 퍼졌다. 온 몸이 가려웠고 몇 군데 환부에서는 진물이 흘러내렸다. 수백 달러의 치료비를 들였는데 의사들은 병을 고치지 못했다. 환자는 완벽하게 요료법을 실시하지 않았지만 요료법으로 치료한 뒤 완치되었다. 그 후 파텔은 요료법을 널리 선전하였고, 아내의 당뇨병을 완치시켰다. 그뿐 아니라 소변볼 때 심한 통증이 수반되어 고생하던 친구의 병을 요료법으로 고쳤으며, 그의 형이 앓고 있던 당뇨병과 심장병, 축농증을 역시 요료법으로 완치시켰다.

🥛 나병을 앓고 있던 한 어부가 요료법으로 치료하여 성공적으로 완치되었다.

그는 요료법을 알자마자 곧바로 실행에 옮겼다. 3주가 지나자 고약한 냄새를 풍기는 진물이 그의 몸에서 흐르기 시작했다. 환자는 실망하여 요료법을 포기하려고 하였으나 주위 사람들이 요료법 치료를 계속하는 것이 좋겠다고 설득하였다. 환자는 어느날 열이 나기 시작하더니 체온이 405℃까지 올랐다.

그날 밤에 몹시 괴로워하였는데 다음날 그의 피부는 뱀이 허물을 벗듯이 모두 벗겨졌다. 환자의 몸은 잿빛의 죽은 피부들로 덮였다. 이틀 후에 우유와 꿀을 마셨고 깨끗이 목욕을 하고나니 피부가 매끈해져 있었다. 그는 완전히 치료가 되었다.

☞ 60세 신사紳士는 일주일간 요와 물만을 마신 뒤에 그의 피부병인 건선을 치료하였다. 3개월 후에 다시 일주일간 요단식을 실시하였다. 요단식 기간 동안이나 요단식을 중단한 후에도 그는 자신의 요로 매일 한 시간씩 하루에 세 번 전신 마사지를 하여 완치되었다. 그는 습관적으로 매일 음뇨를 계속하였고, 10년이 지난 지금은 70세가 되었는데도 56세로 보인다.

안질환眼疾患

10일 정도의 요단식으로 대부분의 백내장白內障은 충분히 치료된다. 녹내장綠內障인 경우 다른 치료를 받지 않은 환자라면 1개월 동안의 요단식으로 만족스럽게 치료된다.

안질환을 치료하기 위해서 환자는 적어도 하루에 두 번씩 요로 두 눈을 꼭 씻어야만 한다. 두 눈을 씻는 가장 좋은 방법은 유리로 만든 안구컵을 사용하는 것이다.

☕ 비크하지 카라지는 41세로 아메다바드에 살고 있다. 그는 두통과 욱신거리는 통증이 관자놀이 부위에 발생하여 고생했다. 그의 눈은 계속해서 충혈 되었고 눈물이 흘렀다. 가난하였지만 치료에 많은 돈을 허비했다.

아메다바드에 사는 안과 전문의가 진찰을 한 후 그의 눈병은 동공 뒤에 있는 과도한 독성 분비물 때문으로 수술로 분비물을 제거하여야 낫는다고 말했다. 비크하지는 충격을 받았다. 수술로 인하여 앞을 못 보는 장님이 되어 가족의 행복을 뺏을지 모르는 절망적인 상황을 맞이할까 두려웠던 것이다.

그리하여 눈을 하루에 두세 번 요로 씻기 시작했다. 게다가 하루에 90cc의 요를 한두 번 마셨다. 일주일이 지나자 그의 눈이 조금씩 좋아졌기 때문에 믿음을 갖고 계속해서 요료법을 실시하였다.

치료 한 달 만에 두통과 관자놀이 부위의 통증과 안구 통증이 완전히 사라졌다. 충혈 되었던 그의 눈은 정상으로 돌아왔고 눈물이 멈추었다. 시력이 좋아지고 야맹증 또한 없어졌다.

🍷 파리크는 시력이 점점 흐려져서 도수가 높은 안경을 써야 했다. 이런 상황에서 5개월간 요를 마셨다. 결국에 양쪽 눈에 있던 굴절 장애가 없어지고 시력이 매우 좋아졌다.

치료 도중에 몇가지 부작용이 있었다. 며칠 동안 머리가 무거웠고, 목 안쪽에 바늘로 찌르는 듯한 통증이 있었다. 그러나 점차로 모든 괴로움은 사라져 갔다. 많은 양의 가래가 코로 배출되었다. 결국에는 완전히 건강하게 되었고 요료법 치료는 성공적이었다.

---

* **중요사항**

두 눈을 매일 아침과 정오, 저녁에 5분씩 갓 누운 요로 씻는다면 시력은 일반적으로 4∼6주일 내에 좋아진다.

다스바이는 1960년 6월 21일 소인이 찍힌 편지를 보내왔는데 갓 누운 요로 매일 두 눈을 씻었더니 만 73세가 되었을 때 안경을 벗게 되었다고 했다.

카리안지 라크하니는 요료법에서 얻은 다양한 효험에 대하여 다음과 같이 기술하였다.

① 지난 45년 동안 안경의 노예가 되어 지내 왔다. 4일이 경과된 요를 두 눈에 몇 방울 떨어 뜨리고 나서 이제는 안경 없이도 장시간 전혀

불편 없이 지낼 수 있다.

② 손이 떨리는 증상이 있었으나 요료법 실시 후에는 컵과 접시를 흔들지 않고 잡을 수 있다.

③ 치료 전에는 매 10~15분 간격으로 소변을 보았는데 이제는 두 시간이나 두 시간 반이 지난 다음에 소변을 보고 있다.

④ 전에는 늘 몸이 아프고 불편하였는데 요료법을 실시한 후에는 활력이 넘친다.

☞ 안질환으로 전에 고생하던 환자가 편지를 보내왔다.

나는 지난 6년 동안 두 눈에 심한 통증이 있었다. 속눈썹의 자극으로 나는 양쪽 눈을 끊임없이 문질렀는데 이러한 행동이 심한 통증을 유발시켰던 것이다. 지방에 있는 KEN병원에서 2개월 동안 치료를 받았지만 조금도 호전되지 않았다. 그래서 개인병원 의사에게 치료를 받았다. 치료가 계속될 때에는 좋아지다가 치료를 그만두면 통증이 다시 나타났다.

1960년 8월 3일 요료법을 시작하였다 안구컵을 구입하여 하루에 네 번씩 요로 양쪽 눈을 씻었다. 2~3개월이 못 되어 통증이 멈추었다. 3개월 만에 병이 완전히 치료되었다. 전에는 원시로 고생하였는데 지금 나의 시력은 정상이다. 일을 할 때에만 안경이 필요하다. 늘 계속되던 두통도 사라졌고 지금은 전혀 불편하지 않다.

☕ 슈크라는 은퇴한 68세 노인으로 지난 6개월 동안 만성 녹내장으로 고생하였다. 안과 전문의조차 그의 병을 치료하지 못했다. 의사의 충고로 1964년 8월 요료법을 시작하였다. 약 230cc의 요를 마셨고 15일간 매일 오래 묵힌 요로 마사지를 실시하였다.

하루에 열두 번씩 안구컵을 사용하여 양쪽 눈을 씻었다. 요단식은 전혀 실시하지 않았다. 한 달 내에 그의 병은 사라졌고, 지난 4년 동안 녹내장은 재발하지 않았다. 그는 작품 활동을 계속하고 있으며 규칙적으로 일을 하고 있다.

☕ 어떤 대학생이 여포성 결막염濾胞性 結膜炎에 걸렸다. 그는 양쪽 눈을 요로 씻어보라는 충고를 듣고 즉시 실행에 옮겼다. 양쪽 눈이 충혈되었으나 인내심을 갖고 요료법을 계속하였더니 1개월 내에 완치되었다. 완치 후에는 더 많은 양의 책을 읽기 시작하였고, 지금까지 전혀 고통 없이 지내고 있다.

🥛 파텔모르비, 사우라수트라은 이웃 사람들의 안질환과 부종, 화상 등을 요료법으로 완치시켰다고 알려왔다.

🍷 치만랄 M. 샤라바리 챠울, 코트 로드, 보리비알리, 봄베이 동부는 그의 친구가 요료법을 실시하여 안경을 벗어 버리게 되었다고 알려 왔으며 또 다른 친구는 같은 치료법으로 습진을 완치하였다고 한다.

☕ 의사 아움카나스 제타리 박사는 자신의 백내장을 요료법으로 완치하였다. 그는 한쪽 눈에 백내장을 앓고 있었는데 요료법 치료로 완전히 백

내장을 고쳤다.

☞ 한 여성이 한쪽 눈에 나무 가시가 들어가 고생하고 있었다. 나무 가시는 홍채를 관통하여 1인치2.54cm 이상 꽂혔다. 환자는 수주일간 요와 물만 마시며 단식을 실시한 결과 눈의 상처는 완치되었고 시력도 되찾았다.

근이영양증筋異營養症, Muscular Dystrophy

근이영양증은 1968년에 G. B. A. Duchenne에 의하여 최초로 기술되었으며, 진행성 근이영양증 중 가장 빈도가 높은 유전성 질환이다. 유병률은 인구 100,000명당 약 4명이고, 발병률은 출생 남아 3,500명당 한 명 정도이다. 유전 양식은 반성열성sex-linked recessive 유전이며, 1/3 정도는 돌연변이에 의하여 남아에서 발생하나 드물게 여아에서도 발생한다. 여자에서 발병하는 경우는 임상 증상의 정도는 대부분 가벼우나, 개개인에 따라서 증상의 경중의 차이가 있다.

 카라바티벤 제인은 신앙심이 깊은 경건한 여성이었다. 그녀의 주된 생의 목표는 남을 위한 봉사였다. 자신을 아끼지 않고 남을 위하는 봉사 태도가 그녀로 하여금 절망적인 근이영양증_{통증을 동반하지 않}으며 유전되는 퇴행성 근육질환으로 신경의 손상 없이 근육의 힘이 빠지고 근육이 위축되는 병환자를 돌보게 하였다.

 그녀의 시동생인 슈리 지넨드라쿠마즈가 이 병에 걸렸다. 그는 한동안 시름시름 앓다가 결국에 절망적인 상태가 되어 의사들은 희망을 잃었고, 며칠 밖에 살지 못한다는 사형 선고를 내렸다. 이런 상태에서 카라바티벤은 시동생을 돌보기로 결심하고 그를 완치시키기 위하여 요료법을 시작하였다.

 요료법을 시작할 당시 환자의 사지는 마비가 된 상태였고 양손은 떨렸으며 심한 구토를 하였다. 그는 오로지 침대에 누워서만 지내는 환자였다. 피부는 완전히 윤기를 잃었고 환자의 몸은 뼈만 남아 있는 정도로 야위었다.

1972년 3월 17일 카라바티벤과 여러 명의 동생과 함께 요료법 치료를 시작하였다. 20일 이상 오래 묵힌 요로 5시간 동안 밤늦게까지 요마사지를 실시하였다. 엉망진창이던 상처 부위는 요마사지를 계속함에 따라 줄어들어갔다. 요마사지는 매일 10시간씩 계속하였고 하루에 1병씩의 요가 소모되었다. 4일이 못되어 놀랄 만한 효과가 나타나자 환자는 요를 마시는 데 동의하였다.

1972년 3월 20일 요를 마시기 시작했다. 대장을 요로 관장을 하였다. 시멘트 같은 배설물이 직장에 고여 있었기 때문에 처음에는 손가락을 사용하여 배설물을 빼냈다. 이런 식으로 약 450mg 정도의 배설물이 빠져 나왔다. 다시 관장을 실시하고 복부에 요습포를 한 달간 붙였다. 치료 초기에는 간소한 음식만 먹도록 허용하였으며 점차로 음식량을 늘리기 시작했다.

첫 1주일이 안 되어 환자의 다리가 자유스럽게 움직였고 침대에서 일어나 앉기 시작하였다.

20일이 안 되어 환자는 걷기 시작하였고 한 달만에 지팡이를 잡고 걸을 수 있게 되었다. 4개월 만에 완치되었고 전에 누리지 못했던 건강과 체력을 가지고 직장에 나가기 시작하였다. 이것보다 빠른 치료가 있을 수 있을까?

염증炎症

☕ 수라트에서 온 다스바이는 1970년 7월 21일 날짜가 찍힌 편지를 보내 왔다.

내 왼쪽 다리는 지난 50년 동안 상피병象皮病, Elephangitis : 선충류의 기생충이 임파액이 흐르는 통로에 기생하면서 통로를 막아 만성 필라리아병을 일으켜 피부와 피하 조직이 상당히 비대하여진다. 병에 걸린 피부가 마치 코끼리 거죽 같아 보인다에 감염되었다.

지금 나는 73세이다. 이 병으로 지난 40년 동안 05마일0.8km도 걸을 수 없었다. 열이 날 때도 있었다. 지난해에 나는 요료법에 대한 기사記事를 읽을 기회가 생겨서 1959년 3월에 요료법을 시작하였다.

4~5개월 후에 병의 증세가 50% 정도 좋아져서 15마일2.4km을 걸을 수 있게 되었다. 염증과 열이

196

재발하지 않았다. 지금 나는 조금도 불편을 느끼지 않고 2~3마일3.2~4.8km의 거리를 걸어갈 수 있다. 나는 하루에 한두 번 요를 마시고 요마사지를 한다. 내가 좀 더 규칙적으로 요료법 치료를 열심히 하였다면 더 빨리 완치될 수 있었고, 훨씬 더 좋아졌을 것이다.

🍷 칸티랄 샤는 만성 변비로 오랫동안 고생하다가 결국 치질이 합병되었다. 부드럽고 연한 항문이 긁혀 상처가 났고 참을 수 없이 심한 통증이 수반되었다. 요마사지를 시작하였는데 알레르기 체질 때문에 두드러기가 생겼다.

체질에 따른 충고를 듣고 요마사지를 중지하였다. 마사지 대신 입으로 하루에 두세 번 요를 마시기 시작했다. 지시사항에 따라 음뇨를 계속하였더니 1주일이 안 되어 통증이 사라졌다. 두드러기가 계속 돋아 그를 괴롭혔지만 음뇨를 계속하였고 마침내 변비가 없어지고 두드러기도 완치되었다. 그의 알레르기 체질도 개선되었다.

아메다바드의 달니 폴에 사는 여성이 결혼
후 자궁의 염증으로 통증이 심했다. 의사에게 치
료를 받았으나 조금도 통증이 가라앉지 않았다.
환자의 남편이 요료법 치료로 환자의 병을 고칠
수 있다는 이야기를 전해 듣고 환자에게 요를 마
시라고 설득하였다.

환자는 어느날 하루 동안 자신이 누운 요 전부를
마셨다. 그 결과 기적이 일어나 심하던 통증이 단
지 하루만에 없어져 버렸다. 요료법 치료 전에는
한 발자국도 걷지 못하였는데 요료법으로 치료한
다음부터는 어디든지 자유롭게 여행할 수 있게 되
었다.

☕ 트리베디는 요료법으로 그의 크고 작은 질병들을 모두 고쳤다. 한 달간의 음뇨와 요마사지로 치질이 나았고 안경을 벗어버렸으며 밤에 나오던 가래도 없어졌다. 지금 그는 70세의 나이인데도 대단히 건강하다.

🍵 차우드하리는 15년 동안 누관Fistula : 서로 다른 두 개의 장기가 비정상적으로 통로가 생겨 서로 연결됨으로 고생했다. 수술을 두 차례 받았지만 누관은 없어지지 않았다. 요료법을 실시하였고 요에 적신 천을 환부에 갖다 대었다. 7개월 만에 누관은 없어졌고 곧 완치되었다.

🍷 판데는 오른쪽 고환과 허벅지에 혹이 생겼다. 약물로 치료하였으나 완치되지 않았다. 2일간 요단식을 하였고 매일 15분씩 요마사지를 실시하였다. 하루에 네 번씩 요를 마셨으며 철저하게 식이요법을 병행하였다. 그 결과 그의 병은 완전히 치료되었다.

기타 질병들

뇌졸중腦卒中

🥣 봄베이에 사는 21세 비노드 K. 모티와라는 지난 12년 동안 뇌졸중으로 고생하였다. 여러 가지 치료를 받아보았지만 효과가 없었다. 마지막으로 요료법을 실시하였더니 고질적이고도 오래된 병인 뇌졸중이 완치되었다. 그는 아직도 음뇨를 계속하고 있는데 그것은 급작스런 뇌졸중의 재발을 예방하기 위해서이다.

🍷 아스하벤찬디가드 적십자사은 뇌졸중으로 고생하는 아들이 있었다. 아들의 병이 치료되지 않고 점점 심해지자 아스하벤은 아들에게 요료법 치료를 시작하였다. 치료 시작 후 며칠이 안 되어 아들은 회복하기 시작하였고, 설사를 통해 체내에 쌓였던 모든 독소들이 배출되었다. 18cm가 되는 기생충도 같이 배설되었다. 아들의 병은 완전히 회복되었고, 의사들은 빠르고 완벽한 환자의 회복에 감탄하였다.

코 질환

☕ 칸티랄 B. 파텔마나나가 아메다바드은 만성 감기에 시달렸다. 요료법을 시작할 때 당시 58세였다. 지난 6년 동안 코에서 진한 액체가 계속 흘러 나왔다. 그는 아침에 일어나 처음 누운 요를 7개월간 계속해서 마셨더니 완치되었다.

🥛 라가바 파리카는 43세로 7년 동안 콧병으로 고생했다. 작열감을 수반한 통증이 있었고 가끔씩 코에서 진한 액체와 피가 흘러나왔다. 그는 콧병을 치료하기 위해 요를 사용하였다. 단지 하루 두세 번 코를 통해 요를 흡입함으로써 완치되었다. 곧 라가바는 완전히 치료되었다.

치통齒痛

바나르시다스 부라마차리는 요료법을 널리 알리는 사람이다. 1966년 치통이 심하였다. 요로 가글링을 시작한지 20분 만에 치통이 가라앉았다. 요로 가글링만 하였는데 3일 만에 치통이 완전히 사라졌다.

두통 頭痛

아메다바드에 사는 신사 다흘니 폴은 과거 수년 동안 매일 아침 계속되는 두통으로 고생했다. 두통이 너무 심해서 어떤 일도 할 수 없었다. 환자는 어떤 종류의 향의 냄새를 맡곤 하였는데 그 냄새에 중독되어 통증도 전혀 느끼지 못했다. 친구의 도움으로 요료법을 시작하였다. 첫날 구토를 하였고, 3일 동안 요를 계속 마시고 난 뒤에 환자는 만성 두통으로부터 해방되었다.

귀 질환

☕ 헨드라 V. 미스트리는 30세로 2개월 동안 어떠한 소리도 듣지 못했다. 의사들이 고치지 못하자 환자는 1967년 7월 3일 요료법을 시작하였다. 약 180cc의 요를 하루에 두 번 마셨다. 전신을 따뜻하게 데운 오래 묵힌 요로 매일 1시간씩 마사지 하였고, 귀에 몇 방울씩 떨어뜨려 주었다. 요단식은 실시하지 않았지만 15일이 안 되어 완치되었다.

🍵 N. 초키스가네쉬 바우그, F-45, 봄베이 19가 편지를 보내

왔다. 그의 친구 데사이는 대학 총장으로 지난 20년 동안 귓병으로 고생을 했다. 고름이 흘러나오고 잘 들리지 않았다. 귀에 요를 넣기 시작하였고 완전히 치료되었다. 요마사지를 하여 피부병이 없어졌고, 천식과 근시, 습진으로 고생하던 그의 이웃들을 완치시켰다고 한다.

🍷 D. 함라지간가사단, 마레바 로드, 마라드, 봄베이 64는 8일간 요료법을 실시하여 자신이 앓고 있던 귀의 통증을 치료하였다.

🥛 캐트시 M. 사브라인두바우그, 2번, 선밀 로드, 봄베이 13는 자신이 요료법으로 친구의 귓병과 치통, 치질을 치료했다고 알려 왔다.

탈모증脫毛症

☕ 60세 남자 환자가 마비 증세로 요료법 치료를 받고 있었다. 치료법은 매일 머리를 포함하여 전신을 요로 마사지하는 것이었다. 마비가 완전히 치료되었을 때 그의 머리는 더 이상 반백이 아니

었고 완전히 정상 색깔로 돌아왔다.

   🥣 한 노인이 요료법으로 탈모를 치료했다. 그
의 관절염을 치료하기 위하여 실험적으로 요료법
을 해보았는데 관절염이 사라졌고 머리카락이 더
이상 빠지지 않았다.

   🥤 비나 파니카_{대영제국령 정부 관리, 아메다바드}는 두통과
탈모 증세로 고생했다. 그녀는 우룰리 칸찬에 위
치한 자연요법 요양소를 찾아가 치료를 받은 후
증세가 약간 좋아졌으나 두통은 계속되었다. 그녀
는 요료법을 실시하였다. 한 달 만에 두통과 탈모
증상을 완치하였고, 또한 잡다한 기타 질병들이
사라졌다.

   🍷 우마차란 세르스바티_{신푸르 마을, 나르신푸르 지방}는 자
신의 크고 작은 질병인 탈모와 소화 불량, 그리고
황달 등을 50일간의 요료법 치료로 완치하였다.

항독抗毒 작용

요는 항독 작용을 갖고 있으며 우수한 강장제이 기도 하다. 뱀을 길들이는 사람은 뱀을 잡을 때 요를 한 공기 정도 넣어 갖고 다닌다. 이는 뱀에 물렸을 때 지체 없이 요를 마시고 바르기 위해서이다. 수도사 제인은 6개월간 규칙적으로 요를 마시면 뱀독에 대한 면역을 갖게 된다고 말하고 있다.

찬단 고독충는 매우 강한 독성을 가진 생물체이다. 이것에 물리면 약이 없고 물린 사람은 모두 생명을 잃게 된다. 그러나 요는 이 생물체의 독을 중화시키는 능력이 있다. 이 사실은 수차례 동부 지방에서 일어난 사고에서 확인되었다.

🍵 이시와바이 K. 메타 강가사단, 마타브 로드, 마라드, 봄베이 64 는 뱀에 물린 환자를 치료할 수 있는 좋은 기회가 있었다. 25세 젊은 남자가 뱀에 물려 죽어가고 있었다. 환자가 누운 피가 섞인 요를 그 환자에게 계속 마시게 했고, 계속해서 요마사지를 해주었다. 환자의 생명은 구조되었다.

☕ 아메다바드 시(市) 당국은 유기견들을 잡아서 독약을 먹여 죽이는 일을 시작했다. 우연히 한 어린 소년의 개가 시 당국에게 붙잡혀서 독약을 먹고 심하게 중독이 되었다. 개가 비틀거리며 집에 왔을 때 소년의 아버지는 개가 중독되었다는 것을 짐작하고 곧바로 개에게 한 컵 분량의 요를 먹였다. 곧이어 항독 작용이 나타나 독약으로 인한 중독 증상이 사라졌다.

유뇨증 Enuresis

아홉 살 소년이 어렸을 적부터 계속 유뇨증_{본인의 의지와 관계없이 때를 가리지 않고 소변이 나오는 증상으로 야뇨증이 여기에 속한다.}으로 고생하여 정통 의학 치료술을 지닌 의사와 비정통파 학교 출신 의사 모두에게 치료를 받았다. 소년의 몸은 매우 말랐고 오랜 고통으로 매우 불행해 보였다. 7일간 요단식을 실시한 결과 완치되었다.

생리 장애

빈번하면서도 오래 생리가 지속되는 생리 불순으로 2년 동안 고생하던 여성이 있었다. 정확히 28

일간 요단식을 계속하였고, 요단식 기간 동안 건강한 사람의 요로 매일 수 시간씩 요마사지를 하였다. 그 결과 완전히 치료되었다.

전립선 장애前立腺 障碍

노신사가 배뇨 곤란으로 괴로워하였다. 한 친구가 매일 아침 일어나자마자 누운 자신의 요를 약 280cc 마셔 보라고 권했다. 친구 말대로 매일 아침 요를 마셨고 평소 먹던 만찬 대신 간소한 아침 식사를 하였다. 그 결과 요료법 치료 한 달 만에 배뇨 곤란증이 없어졌다.

황달

황달은 10일간의 요단식과 물만으로 치료된다. 10일 혹은 12일이 안 되어 황달이 없어지며 이것은 간암을 동반하지 않은 황달에서 증명되었다.

＊ 중요 사항
어떠한 치료 방법을 동원하여도 치료되지

않는 간암은 실제적으로 치료 불가능한 것으로 알려져 있다. 암 환자 몇 명을 완치시켰다고 주장하는 생화학 치료를 하는 개업의들도 간암에 걸리면 치료 방법이 없다고 말한다. 요료법 연보에 간암을 치료한 기록이 없기 때문에 요료법으로 간암이 완치된다는 주장은 할 수 없다.

마비瘋痺, 조로早老, 기억력 상실

60세 남자 환자. 의학적으로 "수주일 밖에 살 수 없다"는 사형 선고를 받았다. 두 번에 걸쳐 마비성 경련을 일으켰는데 첫 번째는 유행성 독감을 신선한 과일과 과일 주스로 시도하던 중 일어났다. 두 번째 경련을 일으킨 후 그는 기억력을 상실했고, 60세임에도 불구하고 치매에 걸렸다. 요단식과 요마사지를 59일간 실시하였고 2주일 동안 병의 발작이 일어나지 않았기 때문에 매일 한 끼 식사를 계획하고 35일간 두 번째 요단식을 계속하였다. 첫 번째 단식을 시작한 20일 만에 기억력과 언어

구사 능력이 정상으로 돌아왔고, 두 번째 단식 후
에는 모든 병이 완치되었다.

신장염腎臟炎

젊은 여성이 몇 주 동안 두 명의 의사에게 치료
를 받았다. 전문의는 진찰을 한 결과 그 여성의 어
머니에게 절망적인 환자라고 이야기하였고, 다가
오는 크리스마스까지 살아 있을 가능성은 없다고
했다. 30일간 요와 생수만으로 단식을 하였고, 건
강한 사람의 요로 매일 요마사지를 하였다. 심했
던 증상들이 모두 없어지고 완치되었다.

점액성 장염粘液性 腸炎

6세인 어린 남자 아이가 다른 뚜렷한 병적 증상
이 없는데도 수시로 대변에 점액이 묻어 나왔다.
왕진을 온 의사는 피마자유를 처방하였다. 그러나
요료법을 알고 있던 소년의 아버지가 소년에게 요
단식을 실시하였다. 48시간 내에 모든 고통과 질
병이 사라졌다. 이틀 후에 소년의 엄마와 이모에
게 똑같은 장염 증세가 나타났다. 두 사람 모두 8

일간 요단식을 실시하였고 실제로 증상들은 5일이
안 되어 사라졌다.

류머티즘열Rheumatic Fever

한 여성이 유행성 독감과 류머티즘열로 고생했
다. 엉덩이와 다리, 발목, 배가 부어올라 침대에
누워 있었다. 요료법을 실시하고 한 달 만에 완치
되어 그녀의 일을 다시 시작하였다.

치조농루齒槽膿漏, Pyorrhea

환자는 매일 아침 요로 입 안을 씻었다. 5주 만에
치조농루잇몸에 고름이 생기는 병가 완전히 사라졌다. 요단
식을 실시하지 않았는데도 그의 병은 완치되었다.

사마귀

얼굴에 큰 사마귀가 생겨서 고생하던 주부. 얼굴
에 생긴 보기 싫은 사마귀를 치료하기 위해 요료
법을 실시하였더니 어느 순간에 사마귀가 오므라
들어 흔적도 없이 사라졌다.

혹

🥣 1.8cm 정도 크기의 파란 빛깔의 성가신 혹이 생겨 환자는 악성 종양이 아닐까 걱정했다. 요습포로 치료할 수 있다는 것을 알고 있었기 때문에 요습포를 붙여 보았다. 3주가 채 못 되어 혹이 없어졌고 피부는 깨끗해지고 건강해졌다.

🍷 H. 마히마는 신중하고 자제력있는 여성이다. 겨드랑이에 큰 혹이 있었는데 요료법을 실시하여 곧 완치되었다.

유행성 독감, 폐렴, 늑막염肋膜炎, 맹장염盲腸炎

위의 질병들은 3일에서 8일간의 요단식으로 충분히 완치된다. 일부 임상 사례에서는 소량의 한 끼 식사가 허용되었고, 배설된 요는 전부 마시게 하였다. 심한 열을 동반한 급성 중증 환자에게는 완전히 요단식을 시행하는 것이 필수적이다.

체력이 유지되어야 한다는 전제하에 병든 환자에게 음식을 주어야 한다고 강조되어 온 것은 전적으로 의학적 무지에서 나온 결과이다. 본능적으로 신체 장기들이 음식을 거부하는 아픈 환자에게 음식은 신체에 독과 같은 작용을 한다. 요가 체력을 유지하는데 필요한 모든 영양분을 신체 조직에 제공한다.

류머티즘Rheumatism

류머티즘은 10일에서 12일에 걸친 요단식으로 잘 치료되며 합병증이 없는 환자에서는 그보다 더 적은 기간의 요단식으로 치료된다. 반드시 요마사지와 요습포를 병행하여 요단식을 실시하여야 한다.

관절염關節炎

괴롭고 참기 어려운 관절염은 류머티즘과는 거리가 먼 병이고, 가벼운 감기 후에 심한 합병증으로 나타나는 유행성 독감과도 다른 병이다. 관절염은 매우 치료하기 어려운 질병 중의 하나로 대부분 뼈 속에 이물질이 침전되어 발병한다. 증상이 심하지 않은 환자는 엄선된 식이요법과 갓 누운 요를 마시고 요로 매일 오랫동안 요마사지를 실시하면 12일에서 40일내에 치료된다.

그러나 수개월 동안 식이요법과 요마사지를 병행하는 것보다 단지 10일간의 요단식으로 더 나은 효과를 볼 수 있다. 내가 분명히 강조하고 싶은 것은 질병이 심화되어 환자가 지체 장애를 동반한 불구가 된 상태라면 완치될 가능성은 거의 없다는 점이다.

고환염睾丸炎

한 남자가 소변을 보지 못하게 되어 다른 사람의 요를 마셨더니 곧바로 소변을 보게 되었다. 요료법 치료 26일 후에 환자는 고환염이 완치되었고 직장에 복귀하였다.

비만증

대다수의 비만 환자를 관찰해보면 비만증은 식탁에서 과식을 하기 때문에 생기는 것이 아니다. 문제는 가공되지 않은 자연 식품에서 섭취해야 하는 필요 영양분이 결핍되고 독소로 인하여 분비선의 기능이 제대로 발휘하지 못하기 때문에 비만증이 생긴다.

요단식은 혈액 조직을 깨끗이 하고 병들은 분비선의 기능을 정상으로 되찾게 한다.

약물 과용

아편을 불법적으로 취급하는 사람이 있었다. 그의 아내는 그의 행동을 못마땅하게 생각하고 늘 남편에게 불법적인 사업을 그만두라고 간청하였지만 아내의 충고를 듣지 않았다.

마침내 아내는 절망하여 남편이 자리를 비운 사이 약 30g의 아편을 물에 녹여 마셨다. 그 결과 아내는 30분 만에 졸도하였다. 남편은 집에 돌아오자마자 즉시 이 광경을 보고 매우 놀랐다. 저녁때가 되어 남편은 그 아내에게 입으로 요를 마시게 했다. 밤새 요를 마시게 하였더니 다음날 아침 아내는 의식을 되찾았다. 요는 아내의 생명을 구하였다.

매독梅毒

R. 차우드바리는 60세로 매독이 발병하여 환부

에서 고름이 나오고 매우 심한 통증을 느꼈다. 2년 동안 매독 증세로 고생하였기 때문에 하루에 3번씩 요를 마시며 요에 적신 습포를 밤새도록 환부에 붙이는 요료법을 시작하였다. 단지 3주만에 병을 완치하였고 치명적인 병으로부터 완전히 해방되었다.

베인 상처, 부상

죄수 한 명이 태형을 선고받았다. 채찍질로 볼기를 심하게 맞은 후에 동료 죄수 한 명이 요료법으로 그 죄수를 치료하였다. 맞았던 상처 부위는 곧바로 아물었고 완치되었다.

만지랄 마로비아는 자연요법가인데 왼쪽 발이 깊이 베이는 상처를 입었다. 곧바로 소변을 보고 요를 환부에 바르고 요에 적신 붕대로 환부를 감쌌다. 통증은 곧바로 가라앉았고 깊이 베인 상처는 고름이 생기지 않은 채 오래지 않아 아물었다.

☞ 1961년 불사 지방에 사는 B. 라티무니는 심하게 발가락을 부딪친 후 요료법을 시작했다. 요습포를 붙여 발가락을 치료했다. 또 다른 병으로 약간의 문제가 생겨서 수술을 받았는데 외과의사는 상처를 완전히 치료하지 못했다. 그리하여 환자는 또 다시 요습포를 환부에 붙였으며 상처는 아물었다.

발진

C부인은 3년 동안 양쪽 팔에 발진이 돋아나 고생하고 있었다. 여러 가지 연고와 물약을 발라 보았으나 효과가 없었다. 마침내 요료법을 시도하여 보라는 권유를 받고 매일 밤 요를 양쪽 팔에 발랐다. 발진은 곧 사라졌다.

혈액순환 장애

15세부터 약물 치료를 받아온 40세 여성은 오래된 병력을 갖고 있었다. 아주 어릴 때 갑상선 기능 항진과 감기로 수년 동안 주사를 맞았다.

최근에는 날씨에 관계없이 추울 때나 더울 때나

양손이 파랗게 변하는 혈액순환 장애를 개선하기 위하여 수술을 받았으나 수술 후에 나아진 것은 없었다.

의사들은 환자를 단념하고 희망이 없다고 선언하였다. 환자의 양손은 고름으로 가득 찼고 탈저가 생겨 축축해졌으며 거의 피부가 없는 상태였다. 양손을 절단하는 수술의 필요성이 논의되었다. 그녀는 뜨거운 찜질과 냉찜질, 요습포, 소량의 음뇨, 심한 통증을 가라앉히는 살균 연고를 바르는 등 몇 가지 온건한 방법으로 치료를 시작하였다.

효과가 나타나지 않게 되자 요와 물만을 허용하는 요단식이 추천되었고, 요단식은 3주간 계속되었다. 2주일이 지나자 그녀는 양손을 사용하게 되었고 뜨개질을 할 수 있게 되었다.

음뇨와 요습포가 병 치료에 매우 효과적이었던 것은 물론이고 완벽한 요단식이 치료에 결정적인 역할을 했다. 요가 약물로 찌들고 불순물로 가득 찬 환자의 병든 혈액 조직을 깨끗이 청소했던 것이다.

결 론

이 책은 의학의 새로운 분야를 제의提議하기 위한
관점에서 쓰여진 것이 아니다. 요는 건강을 되찾
고 병을 소멸시키는 완벽한 강장제이다. 요는 노
인들에게 원기와 청년다운 활력을 가져다준다. 더
욱이 요는 항독 작용을 갖고 있다. 사실 요는 신체
에서 만들어지는 자연 생성물로서 인간뿐만 아니
라 생명을 갖고 태어난 모든 생물체에 주어진 것
이다.

요료법을 체계적으로 실시한다면 절대 실패하지
않는다. 파스퇴르Pasteur는 세균에 의해서 모든 질병
이 발생한다는 사실을 발견하였다. 하지만 파스퇴
르는 신체 면역 체계가 무너져서 세균이 신체 내
부에 존재하게 된다는 사실이 밝혀진 시대에 살지
못하였다. 신체 내의 면역 체계는 네 가지 요소로
뒷받침되고 있다.

① 항원
② 항체
③ DNA신체의 염색체 유전 화학적 암호

④ 신체가 단백질 조직을 만들어 내게 하는 췌장의 소화 능력

이들 4가지 요소 중 한 가지라도 손상된다면 면역 체계는 약화되어서 세균과 싸우지 못하고 암을 일으키기도 하고 다른 질병을 일으키는 숙주가 되는 것이다.

암을 치료하는 과정에 레트릴Laetril : 아미그다린이라고 불리는 비타민 B_{17}을 정맥주사용으로 결정화시킨 것이다. 살구씨나 복숭아씨, 사과, 포도, 앵두의 씨앗에 풍부하게 들어있다. 특히 살구씨는 행인杏仁이라 하여 동양의학에서는 오래전부터 기관지 천식, 변비 및 각종 암치료 약제로 사용돼왔다.이 성공적인 치료 효과가 있다고 알려져 왔다. 왜냐하면 레트릴이 소화 능력을 촉진시켜 위에 열거한 ④번 항의 작용을 하기 때문이다.

레트릴은 그것이 갖고 있는 수소 이온 농도PH 특성으로 상당히 많은 특징을 갖고 있다. 소화 불량은 세포가 자라고 분열하는 과정 중에 DNA복제 과정의 유전적 결함으로 나타날 수 있다. 마찬가지로 바이러스가 세포에 침투할 때 바이러스는 자신의 DNA화학적 유전 암호를 세포 내에 침투시켜

인간의 유전적 화학 암호의 유전 배열에 결함을 일으키게 한다. 이러한 유전자 배열의 결함이 세포 분열시 미래의 세포 후계자에게 영향을 미치게 된다. 이것이 암과 다른 질병에서 손상 받은 조직 부위가 퍼져 나갈 때 어떻게 연쇄 반응이 일어나는가를 설명하여 준다.

요는 항원과 소화 효소, 호르몬을 함유하고 있으며 자신의 유전자 암호를 나타내는 액체이다. 소크Salk 경구용 예방 접종이 소아마비 예방에 효과적이듯이 요는 모든 질병의 예방약이며 동시에 만병통치약이다. 만약 광견병에 걸린 환자를 치료하려면 광견병균을 주입시켜야 한다.

치명적인 뱀에 물린 후 치료를 받으려 한다면 같은 종류의 뱀에게 물린 사람의 혈액이나 요에서 추출한 물질을 투여해야 한다. 같은 원리가 모든 질병에 대한 모든 예방 접종에 적용되는 것이다. 마찬가지로 사람이 어느 병에 걸리던지 관계없이 걸린 질병에 대항하기 위하여 예방을 원한다면 자신의 신체에서 나오는 액체의 일부분을 투여하여야 한다.

신체의 70%가 물이고 이 물은 신체 모든 부분에 영양을 공급한다. 요는 혈청이며 혈액중의 수분이다. 신장동맥을 통하여 신장에서 분리되고, 몸의 효소에 의해서 오줌으로 바뀐다. 따라서 요는 신체에 있는 물의 추출물로 신체 내부에 있는 모든 정보를 담고 있다.

음식과 음료수로 인체 내의 액체를 희석시키지 않고 오로지 사람의 요만 마신다면 잃어버리는 것은 전혀 없고 사람은 자신의 신체 면역과 소화, 유전적 요소들을 재구성할 수 있다. 모든 병에 가장 우수하고 전 세계적으로 실행되는 요료법은 이미 요료법을 시행했던 수천 명이 넘는 환자에게서 증명되었다.

내가 지적하고 싶은 것은 이 책에 쓰여진 설명대로만 철저히 요료법을 실시하여야 하고 여기에 쓰여진 모든 경고 사항들을 충분히 관찰하여야만 한다는 점이다. 책의 설명대로 잘 시행한다면 완치된다는 사실을 믿고 조금도 의심해서는 안 된다. 그러나 환자가 주의를 게을리 한다면 요료법에 대하여 악평을 하게 될 것이다.

요료법이 최근에 와서 다시 부흥되는 것은 반가운 일이고 자랑스러운 일이다. 날이 갈수록 요료법의 실용성이 알려져야 한다. 앞으로 더욱 요료법이 전 세계에 전파되기를 희망한다.

만일 요료법을 반대하는 사람이 있다면 그 사람은 요료법이 일부 환자들 혹은 다른 환자들에게 해롭다는 것을 증명해 보여야 한다. 증명해 보일 수 없다면 그 사람은 일반 대중의 관심사에 대항하는 선전 방해자인 것이다.

정신과 치료에 최초로 정신분석학을 도입한 의사인 프로이드Sigmund Freud, 1856~1939 : 오스트리아의 정신분석학자이며 의학자는 증거가 있다 할지라도 대다수의 사람들은 자신들이 믿고 싶어 하는 사실만을 믿으며 그들이 믿고 싶지 아니한 것은 믿지 않는다고 지적하였다.

좁은 시야의 지식 영역이야말로 지식 그 자체에 위험을 초래하는 것이다.

Chapter 5

요료법의 궁금증을
풀어드립니다

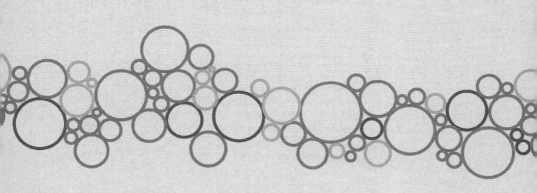

요료법의 궁금증을 풀어드립니다

여러분은 이런 사실들을 알고 계십니까?

이번에 이야기하려는 내용은 베아트리체 바넷 박사가 최근에 나온 논문들을 요약하여 『요료법 Urine-Theraphy : Dr. Beatrice Bartnett』 책에 수록한 것을 인용하였다.

① 요료법은 지금까지 현존하는 유사 요법 치료 중에서 가장 원시적이고 근본적이며 단순한 형태의 치료이다.

② 또한 요료법은 '인도의 약초치료법의 어머니' 라고 불린다.

③ 신성 로마제국 시대에서는 요가 매우 귀중하게 사용되었기 때문에 황제는 공공화장실에서 모은 요의 방울방울마다 세금을 부과하였다. 요는 여러 가지로 사용되었는데 특히 가죽을 무두질_{모피의 털과 기름을 뽑고 가죽을 부드럽게 다루는 일}할 때 요를 사용하였고, 또 섬유 산업에 이용되었다고 한다.

④ 중국에서는 채취가 가능한 신체 분비물들을 모아서 약물로 사용하였다.

⑤ 인도에서는 나병 환자들이 매일 아침 자신의 요를 마시고 바름으로써 완전히 치유_{治癒}되었다.

⑥ 자신의 요는 화학약품과 중독성 물질 그리고 뱀독에 대한 완벽한 해독제이다.

⑦ 18세기에 프랑스 사람과 독일 사람들은 소의 오줌을 의학에 이용하여 황달과 류머티즘, 통풍, 수종_{浮腫}, 좌골 신경통, 천식을 치료하였다.

⑧ 1940년대 독일에서는 의사들이 홍역과 수두

에 걸린 아이들에게 요를 사용하여 관장을 하였다. 요 관장 치료를 받은 아이들은 병을 약하게 앓았다.

⑨ 1960년대 중반에 비타민 C를 발견했던 노벨로레트 알버트 스젠트 기올기는 요에서 3-메칠그리옥잘3-methylglyoxal이라 불리는 물질을 발견하였다. 이 물질은 암세포를 파괴하는 작용이 있다고 알려져 왔다. 항암작용이 있는 이 물질을 국립과학아카데미에서 광범위하게 연구를 하고 있다는 사실이 알려졌다.

⑩ 의사인 부르진스키는 사람의 요에서 정상 세포의 성장을 전혀 손상시키지 않고 암세포의 성장을 선택적으로 억제시키는 안티네오플라스톤Antineoplaston, 사람의 소변에서 분리된 펩티드로서, 암세포의 분열을 억제하되 정상 세포에는 아무 작용이 없는 물질이라 불리는 펩티드 성분을 추출해 냈다.

⑪ 독일에서 온 의사 에담은 1965년에 요료법이 임신부들의 입덧 치료에 상당한 효과가 있다며 요료법을 추천하였고, 또한 큰 수련병원에서 약물 대신 요료법으로 치료할 것을 추천하

였다. 지금까지 요료법의 부작용은 전혀 관찰되지 않았다고 발표하였으며 더 많은 의사들이 요료법을 연구하기를 희망하였다.

⑫ 최근에 자궁 속에 있는 태아가 양수羊水 : 태아를 보호하는 막으로 출산할 때 흘러나와 분만을 쉽게 하도록 한다.를 사용하여 태아의 폐를 형성한다는 사실이 밝혀졌다. 태아는 글자 그대로 양수를 '들이마시고' 그것을 폐로 보낸다. 양수가 없으면 폐가 형성되지 않는 것이다. 양수의 주성분은 태아의 오줌이다.

⑬ 자궁 속에서 태아를 수술하면 흉터가 전혀 생기지 않는다는 사실이 알려졌다. 양수는 대부분 태아의 오줌으로 구성되어 있으며 양수 안에 들어 있는 태아는 자궁 내에서 상처를 입어도 완벽하게 상처가 아물게 된다.

⑭ 오늘날 사용되는 임신을 가능하게 하는 페르고날Pergonal이라 불리는 호르몬은 이탈리아 수녀들의 요를 모아 추출해 낸 것이다.

⑮ 요에 함유된 다른 어느 성분보다도 요소에 대한 좀 더 과학적인 논문들이 광범위하게 발표되고 있다.

⑯ 요를 오래 방치할수록 알칼리화 되어 요소가 암모니아로 분해되어 칼슘염으로 변하여 침전을 일으킨다. 이런 이유로 요가 오래되면 탁해지는 것이다.

⑰ 외부적으로 사용할 때는 요가 세균 발효되도록 두어 요의 세정력이 한층 강화된 후에 사용하는 것이 좋다. 요를 따뜻하게 데우면 요소의 효과가 더욱 강하게 나타난다.

⑱ 요소와 함께 자연적으로 완벽하게 변성되는 복합 중합체들이 변화를 일으키거나 단량체로 분해되어 신체 내부에서 견디며 효과를 나타낸다.

⑲ 사람의 요에서 S성분Factor s라고 불리는 물질이 발견되었는데 이것은 자연적으로 그리고 안전하게 잠을 잘 수 있게 하는 물질이다.

⑳ 요에 들어 있는 고농도의 염분鹽分 성분이 신체에 좋은 표면활성제깨끗하게 하는 물질로서의 작용을 하며 체내 점막을 덮고 있는 오래된 점액을 깨끗이 씻어 낸다.

㉑ 자신의 요를 계속 마시면서 다른 음료수를 마

시지 않는다면 단시간 내에 상당량의 맑고 맛
좋은 요가 만들어진다. 이렇게 하는 궁극적인
목적은 신장을 깨끗이 씻어내고 혈액을 정화
시키기 위해서이다. 대장은 체내에서 생긴 마
지막 대사산물들을 배설하는 역할을 담당하
고 있다.

㉒ 약물과 요를 동시에 복용하는 것은 신체에 약
물을 축적시켜서 약물의 혈중 농도를 높이기
때문에 위험한 일이다.

㉓ 정원에 있는 꽃들과 채소들에게 요와 물을 뿌
려 주면 곰팡이가 생기지 않으며 벌레가 생기
지 않는 식물과 야채와 과일들을 생산하게 된
다.

㉔ 요에 들어 있는 요소는 질소를 얻는 큰 공급
원이므로 농장에서는 동물에게 많은 양의 오
줌을 먹이게 한다.

㉕ 사람의 요는 항결핵성抗結核性, antituberculostatic, 항세
균성抗細菌性, antibacterial, 항바이러스성, 항원충성抗原
蟲性, antiprotozoal, 항진균성抗眞菌性, antifungal의 효력이
있다.

㉖ 전립선액 혹은 정액精液은 요의 항세균抗細菌 작용을 돕고 있다.

㉗ 인류는 동물들이 끊임없이 그들만의 자연적인 본능을 유지하면서 살아가는 것을 보고 관찰함으로써 많은 것을 배울 수 있다. 예를 들면 동물들의 상처 부위와 감염된 부위를 혀로 핥고, 상처 난 조직의 '해로운' 생성물을 먹으며 건강한 조직의 면역 체계를 만들어 내고 있는 것이다. 이러한 사실은 1991년에 증명되었다.

패혈증敗血症, 핏속으로 균이 들어가서 여러 가지 염증을 일으키는 병으로 혀에 상처가 났는데 상처의 고름을 그대로 먹였더니 염증이 신속하게 치료되어 다른 치료보다 우수한 효과가 나타났다.

㉘ 요를 다시 마시기 때문에 특수한 항체들로 구성되어 요에 들어 있는 글로불린 단백질Protein globulins이 면역 반응을 일으켜 항원과 항체가 싸울 때 신체에 도움을 주고 있다. 요소와 함께 이런 프로테오스Proteose, 단백질을 효소, 산, 알칼리 따위로 부분적으로 가수 분해한 물질. 미생물의 배양액培養液에 쓰인다.가 항원을

변성시키고 소화消化하여 항원의 생물학적 기능을 파괴시킨다.

㉙ 인터루킨-1Interleukin-1, 염증성 단백질을 생성하는 면역세포은 시상하부를 자극하여 열을 발산하게 한다. 열이 오른 환자의 요에서 흉선세포胸線細胞의 증식으로 만들어진 인터루킨-1을 강력히 억제하는 물질이 발견되었다.

㉚ 미국에 본사가 있는 회사인 「미국의 효소Enzymes of America」에서는 특수한 여과기를 개발하여 10,000여 곳의 이동 옥외 화장실의 남성 소변기에서 요를 걸러 단백질들을 뽑아내고 있다. 요는 신체에서 만들어지는 소량의 단백질들을 함유하고 있는데 의학적으로 중요한 성장호르몬과 인슐린 같은 물질도 들어 있다. 이런 종류의 화학물질 시장은 연간 5억 달러에 육박하는데 복잡하고 경비가 많이 드는 세포 복제Cell Cloning : 미수정란의 핵을 체세포의 핵으로 바꿔 놓아 유전적으로 똑같은 생물을 얻는 기술방법을 통하여 제조되는 것이다.

그 회사는 제일 먼저 유로키나제Urokinase를 만들어서 시판하는 것을 계획하고 있는데 유로키나제는 혈전血栓 : 생물체의 혈관 안에서 피가 굳어서 된 고형물질을 용해시켜 심장병 발작을 일으킨 환자들을 치료하는데 사용되고 있다. 그 회사는 산토스, 메렐 다우, 기타 일류 제약회사들과 유로키나제 공급 계약을 체결하였다.

세계 각국의 요료법 현황

4,000년 이상 지속되어 전해 내려 온 요료법을 제일 먼저 임상환자에게 실험한 의사는 영국의 J. W. 암스트롱1879~1956이었다. 암스트롱의 첫 환자는 암스트롱 자신이었다. 암스트롱이 34세 때 폐결핵에 걸린 후 치료를 받는 도중에 당뇨병이 합병되어 2년 넘게 약물 치료와 식이요법 치료를 받았지만 병의 차도가 없자 의사들의 권고를 뿌리치고 일종의 모험적인 치료법을 시작하였던 것이다.

암스트롱은 구약성경 잠언 제5장 15절~18절에 쓰여진 "네 샘에서 나오는 물을 마시라"는 구절을 읽고 우리 체내에 있는 생명의 물과 관계가 있다는 것을 굳게 믿고서 자신의 요를 마시기 시작하였다. 암스트롱은 성경 구절을 독단적으로 해석하는 것이 분별없는 행동이라고 생각했지만 음뇨를 한 결과 성경 구절의 해석이 옳았다는 확신을 갖게 되었다. 45일 동안 오직 요와 물만으로 요단식을 실시하였다. 아무것도 먹지 않고 11일 동안 견딜 수 있는 것이 인간의 한계라는 의사들의 주장을 일축하고 요단식과 함께 전신에 요마사지를 병행하였다.

요료법을 끝냈을 때 암스트롱은 새사람이 된 느낌이었고, 11살이나 더 젊어 보였으며, 크고 작은 질병들이 모두 사라졌다는 것을 느낄 수 있었다. 지식은 이기적으로 사용되어서는 안 되고 동료와 친구들과 함께 나누어야 한다는 신념을 가진 암스트롱은 그와 같은 방식으로 단식을 하는 사람들에게 조언을 해주고 지도를 하기 시작하였다.

그리하여 암과 심장병, 감기, 탈저, 신장병, 성병, 화상, 열병, 백혈병 등과 같이 현대 의학에서 불치병이라 말하는 온갖 질병들을 요료법으로 완치하였다. 자신이 요료법으로 직접 치료한 사례들을 모아 1944년에 처음으로 『생명수』라는 제목으로 책을 출판하였고, 지금까지 50년 동안 8판까지 인쇄되었으며 세계 각국에서 번역되었다. 그의 책은 요료법의 고전으로 여겨지며 암스트롱은 '현대 요료법의 아버지' 라 불린다.

전 인도 수상 모랄지 데사이는 1896년 2월 29일생으로 올해로 100세가 되었다. 65세부터 지금까지 지난 35년 동안 매일 아침 한 컵의 요를 마시고 나머지의 요로 몸 전체를 마사지한다고 한다. 데사이 수상이 요료법을 시작하게 된 동기는 영국의 J. W. 암스트롱이 쓴 『생명수』란 책을 읽은 다음 직접 체험하지 않고서는 마음이 놓이지 않아서 다음날부터 요를 마시기 시작하였다. 요를 마시기 시작한지 10일 만에 40년 동안 고생하던 변비가 사라졌다고 한다.

데사이 수상은 젊은 시절에 마하트마 간디와 함께 인도의 독립운동을 주도하기도 하였고, 1977년에 인도 수상이 되었다. 그로 인해서 요료법이 좀 더 널리 세상에 알려지게 되었다. 일주일에 평균 4

~5명의 방문객이 데사이 수상을 찾아와 요에 대한 질문을 한다고 전한다. 데사이 수상은 요료법의 장점으로 요를 마시면 절대 손해가 없고, 앓고 있는 모든 증상이 좋아진다고 말한다.

데사이 수상이 요를 마시기도 하고 눈에 넣기도 하여 자신의 백내장을 완치하였다. 아침에 일어나 처음 누운 요 중 처음 부분과 나중 부분을 제외한 요를 전량 마셔 왔으나 별다른 나쁜 증상이 나타나지 않았다고 한다. 한 컵의 요로 아침식사를 대신하고 보통 때는 낮에 나오는 요를 마시지 않으나 감기에 걸리거나 몸이 피로할 때에는 낮에 누운 요도 마신다고 한다. 그는 요료법으로 생명을 연장한다고 생각지 않으며 사람의 수명이란 이전에 이미 정해져 있다고 믿는다. 그러나 요료법을 실천함으로써 생명이 다할 때까지 병으로 고통 받지 않고 살아갈 수 있다고 굳게 믿고 있다.

뉴델리 로이터 연합통신 보도
자신의 요를 마시는 이른바 '자가요료법'으

로 감기에서 암에 이르기까지 여러 질병을 고칠 수 있다고 인도의 한 의사가 주장하고 있어 관심을 모으고 있다. 인도 봄베이에 있는 생명수재단이사장 G. K. 타카르 박사는 "요는 체내의 기관을 정화시킬 뿐 아니라 노쇠해진 인체조직을 재생하고 강화시켜주기 때문에 노화방지와 암치료에도 효과가 있다."고 주장하고 있다고 인도의 UNI통신이 1995년 3월 6일 보도했다.

타카르 박사는 UNI통신과의 회견에서 요에는 요소 나트륨, 칼륨, 칼슘과 기타 비타민 효소, 호르몬 등이 들어 있다고 밝히고 요료법은 체내의 독을 해소해 줌으로써 각종 질병을 치료하게 된다고 말했다.

타카르 박사는 자신의 요를 마시는 요료법은 엄격한 다이어트 또는 단식과 병행하여 시행하게 된다고 밝히고 이를 처음 시작하는 사람은 요의 맛을 좋게 하기 위해서 물이나 설탕 또는 꿀을 타서 복용할 수도 있다고 말했다.

타카르 박사는 요는 피부병 치료에도 사용될 수 있으며 "오래된 요는 오래된 포도주처럼 피부 마찰과 마사지에 효과가 크지만 먹을 수는 없다."고 말했다. 한편 UNI통신은 타카르 박사의 요료법이 평소 이를 옹호해 온 모랄지 데사이 전 인도 수상이 장수를 하면서 점점 더 관심을 끌고 있다고 전했다.

미국에서는 존 F. 오퀸 박사가 요료법을 연구한 선두 주자로 1980년도에 『요료법Urine Theraphy』란 책을 출판하였다. 오퀸 박사는 생명과학연구소를 설립하였으며 마음의 평화와 정신적 안정을 중점적으로 치료하는 명상요법과 함께 요료법으로 많은 환자들을 치료하고 있다.

베아트리체 바넷 여사는 스위스에서 태어나 미국으로 이주한 척추 교정 의사이며 동시에 자연요법학을 공부한 박사이다. 바넷 여사 역시 요료법을 광범위하게 연구하여 『요료법Urine Theraphy, 1989년』과 『요료법의 기적The Miracles of Urine-Theraphy, 1987년』란 책을 출판하였다. 또한 라이프스타일연구소를 설립하여 영적靈的, 정서적情緒的, 육체적肉體的인 균형을 연결하여 현대인들의 생활양식을 변화시키고 있다.

바넷 여사는 현재 플로리다 주 마이애미에서 환자들을 돌보며 뉴욕과 플로리다 등지에서 요료법 강연회를 주최하고, 매주 3회 공개 강의를 하는 등 요료법 운동을 활발히 펼치고 있다. 아래에 소개되는 환자 소식은 바넷 여사가 발행하는 라이프스타일 뉴스1994년 1월에서 인용한 것이다.

안녕하세요, 바넷 박사님.

1992년 9월에 스위스에 사는 친구가 요료법에 대하여 알고 있는지 질문을 하면서 요료법에 대한 정보를 보내달라고 요청하였어요. 편지를 받은 다음날 두 번째 소견이 적힌 편지를 또 받았어요. 편지에는 의사인 더글라스가 요료법에 관하여 언급하였던 내용이 쓰여 있었고 라이프스타일 뉴스에 실린 기사도 적혀 있었어요.

그래서 저는 곧바로 라이프스타일 뉴스를 구독하였지요. 저는 4권의 요료법에 관한 책을 구입하여 스위스 친구에게 보냈어요. 그는 B형 간염을 앓고 있는 자기의 친구에게 책을 빌려 주었는데 그 젊은 친구는 B형 간염으로 몹시 쇠약해져 수주일째 직장을 쉬고 있던 중이었대요. 젊은 친구의 주치의가 B형 간염 바이러스균을 평생 보유하게 될 것이라고 말하였답니다.

그 친구는 책을 보면서 요료법을 공부하고 요를 마시기 시작하였지요. 요료법을 실시하고 얼마 지나지 않아 병원에서 검사를 받았는데 B형 바이러스균을 찾지 못하자 의사가 무척 놀라워했답니다. 아주 자연스럽게 젊은 친구는 생명수를 마심으로써 B형 간염이 사라졌다고 믿게 되었지요. 나에게는 스위스에서 공부하고 훈련받은 스위스 여성이 미국에 와서 요료법의 지혜를 널리 알려 대서양 너머에 있는 젊은 스위스 남자를 치료한 사실이 너무도 훌륭하고 멋진 일이라 생각되는군요. 참으로 놀랍고도 기특한 일이지요. 스위스에 사는 젊은 친구와 또 한 친구 그리고 저까지 모두 당신께 감사하다는 말을 전합니다. 부디 건강하시고 행복하며 계속 성공하시기를 빕니다.

- 로버트 R., 인디애나에서

안녕하십니까? 저는 몇 달 전에 자연건강 종합잡지에 실린 요료법 기사를 읽고 1992년 5월 24일에 요료법을 시작하였지요. 처음에는 몇 주일은 망설이다가 마침내 시도를 하였어요. 하루에 240cc 정도를 마신 후 5개월이 지나자 건강이 매우 좋아진 것을 느꼈으며 특히 두 눈이 많은 도움을 받았어요. 나는 73세로 세계를 여행하며 여생을 보내고 있어요. 지난주에는 인도네시아 발리에 갔었는데 나와 같은 방을 쓰던 동료인 80세 정신과 의사는 너무나 많은 약병들을 갖고 다니면서 약을 복용하고 있었어요. 그것을 보고 깜짝 놀랐어요. 저는 여행을 다닐 때 화장실에서 요를 마시면서 두 눈에 넣는 것으로 약을 대신하지요. 요료법에 대한 기사를 써 주신 것에 감사를 드립니다.

- G. W., 캘리포니아에서

그 외에도 AIDS환자가 치료된 사례요료법을 실시하여 T세포 숫자가 늘어나고 음뇨와 요를 피부 병변病變에 바르는 치료를 병행하여 카포시 육종(Karposi's Sarcoma) 크기가 감소되어 마침내 사라졌고 AIDS환자의 골치덩어리인 기생충 감염(지알디아시스 및 기타 감염)이 치료됨와 진균眞菌으로 인한 피부 감염이 깨끗이 치료된 사례, 인슐린 의존성 당뇨병인 완치되어 혈당이 정상으로 유지되었다는 사례들이 보고되었다.

그뿐 아니라 폐울혈肺鬱血, 인후암咽喉癌, 간에 암이 전이轉移되어 간염까지 합병된 암, 수술이 불가능했던 자궁암, 화상, 피부가 건조되고 갈라지는 병,

소화불량 등 이루 셀 수 없이 많은 병들이 완치되었다고 미국에서 보고되었다.

일본에서는 700년 전前 가마구라 시대에 잇벤쇼닝이란 고승에 의하여 요료법이 보급되어 민간요법으로 전해 내려왔으나 명치유신의 갈림길에서 동양 의학이 쇠퇴함에 따라 요료법도 동시에 사라졌다. 그러나 약 7년 전부터 의사인 나까오 요이치 박사에 의하여 요료법이 일본 전역으로 퍼져 나갔다.

나까오 박사는 85세의 나이로 일본의학협회 이사이며, MCL연구소 회장으로 재직하면서 요료법 운동을 활발하게 전개하고 있다. 나까오 박사는 『기적을 일으키는 요료법』이란 책을 저술하였고 그 책은 일본뿐만 아니라 전 세계에서 번역되어 선풍적으로 요료법을 부흥시켰다. 그는 일본 각 지방에서 강연회를 개최하며 주간지와 라디오, TV 등을 통하여 요료법을 전파하고, 대만과 한국 1993년 10월 23일, 성동구민회관-MCL연구소 한국지부 주최, 태국 등 세계 각국에서 요료법 강연회를 개최하는 등 바쁜 나날을 보내고 있다.

1995년 3월 12일 야마나시현 의사회관에서 열린 제21회 야마나시총합 의학회에서 요료법 효과의 메커니즘Mechanism에 관한 고찰이란 연제演題로 발표하였다. 발표문에서 나까오 박사는 "요는 약물로서의 효과를 나타내는 것이 아니라 병인病因의 정보원으로 생각되며 체내 변화를 감지하는 역할을 한다."고 말했다.

요에 저장된 체내 정보가 인후咽喉 ; 목구멍를 통과함으로써 그 병변을 분석하고 자연치유력을 활성화시켜 병변病變의 회복을 촉진하는 것으로 생각되어진다고 언급하면서 그 사실 근거로 다음과 같은 자료들을 제시하였다.

① 요를 카테타로 한 달 동안 위胃에 주입하였으나 효과가 없었다.

② 방광, 신장, 수뇨관 부위에 암이 발생하는 것은 체내의 요에 항암효과가 전혀 없다는 증거이다.

③ 요로 가글링하는 것만으로 동등한 효과가 있다.

④ 요를 마시고 나서 곧바로 물로 입 안을 헹구면 효과가 없다.

⑤ 1000만 단위 인터페론의 주사 대신에 그것의 1/100,000에 해당하는 100단위의 인터페론을 경구 투여하는 것으로서 동등한 효과를 확인할 수 있다.

– 일본의 하야시바라 생물화학연구소,
미국의 아마리로 셀 컬츄어사 가민즈 박사 공동 발표.

이상과 같은 여러 사실에 의하여 인후의 부분에 체내의 병변을 감지하는 '센서Sensor, 감지기능 전담부위'가 존재한다고 추측할 수 있다. 사노 가마따로는 일본의 외과전문의로 사노외과의원을 개업하고 있다. 그는 암을 비롯하여 각종 난치성의 만성병들을 요료법으로 치료하여 대단히 큰 성과를 올리고 있다. 그 역시 서양 의학을 공부했고 심장수술의 권위자들에게서 수술을 배웠으며 박사학위를 취득하였다.

의과대학에 외과 강사가 되어 수많은 환자를 다루었다. 나까오 박사에게 요료법을 배운 뒤 본인이 직접 요료법을 체험한 후에 환자들을 요료법으로 치료하기 시작하였다. 병원 건물에 외과병원이라는 간판을 붙였지만 사노는 수술로써 환자를 치료하는 의사가 아니다. 그는 각종 환자들을 요료법으로 치료한 임상 사례들을 모아 1993년도에 『의사가 권하는 요료법』이란 책을 출판하였고 유린友輪지를 발간하고 있다. 아래에 쓰여진 내용은 유린지 창간호1991년 9월 8일에서 발췌한 것이다.

나는 12년 전 직장암으로 진단을 받고 6개월 시한부 인생이라는 선고를 받았다. 암 부위를 수술로 제거한 뒤 다행히 인공 항문을 부착하지 않았지만 수술 후 몸 상태가 좋지 않아 다른 직장암 환자들은 수술 후 3주일 만에 퇴원을 하였으나 나는 80일 만에 퇴원하게 되었다. 퇴원 후 사노외과 원장님에게서 면역요법 치료를 받았다.

사노 원장님으로부터 "음뇨를 하면 몸이 건강해지니 시험해 보라"는 말을 듣고 그날 즉시 세 컵의 요를 마셨다. 음뇨를 할 때 '이 요를 마심으로써 몸이 건강해진다'는 신념을 갖고 마셨기 때문에 별다른 반응은 없었다.

　　그 후 나른하던 몸이 활기가 넘치게 되었고 늘 계속되던 복부의 통증이 사라졌다. 병원에서 나보다 먼저 퇴원했던 직장암 환자들은 이미 세상을 떠났지만 나는 아직도 건강하게 지내면서 일을 계속하고 있기 때문에 나와 같은 병을 앓고 있는 많은 환자들에게 요료법을 꼭 권하고 싶다.

　　내가 요료법을 시작한 동기는 혈압이 최고 210mmHg, 최저 130mmHg이어서 사노 선생님의 충고에 따라 요를 마시기 시작하였다. 음뇨를 하고 난 뒤부터 갑자기 어지러움증과 우울했던 기분이 사라졌다.

- 野中 照子, 71세, 음뇨 기간 : 3년, 병력 : 고혈압, 간염

나는 십여년 전에 갑상선 낭종이라는 진단을 받았는데 4년 전부터 갑상선이 갑자기 커지기 시작하였다. 정밀검사 후 낭종 깊숙한 곳에 일부 암세포가 퍼진 것을 발견하였다. 원장님의 권고에 따라서 음뇨를 시작하였다. 먼저 변비였던 것이 좋아지고 성격이 밝아졌으며, 차갑던 손과 발이 따뜻해졌다. 치료 방법은 항암제를 사용하지 않고 요료법과 자연영양요법 그리고 면역요법으로 치료를 받고 있다.

- 佐野 愛子, 50세, 음뇨 기간 : 4년, 병력 : 갑상선암

　　3년 전에 사노 선생님의 충고를 받고 음뇨를 시작하였는데 제일 먼저 좋아진 것은 혈압이었다. 나는 항상 혈압이 180~110mmHg였으나 음뇨 3개월 후부터는 혈압이 130~80mmHg 정도로 정상이 되었다. 심근경색 후유증으로 늘 갖고 다니던 니트로글리세린도 어느 순간 잊게 되었다. 물론 위궤양과 무릎 관절통도 치유되어 건강을 되찾게 되었다.

— 矢崎 미노루, 41세,

음뇨 기간 : 3년, 병력 : 심근경색증, 위궤양, 무릎관절통

38세 때 갑자기 심한 두통이 1주일간 계속되더니 그 후 의식을 잃고 휠체어 생활을 하면서 신경외과에서 치료를 받았는데 병명은 뇌경색이라고 진단받았다. 오른쪽 반신 마비와 언어 장애가 나타났고 노이로제에 걸렸다. 약물을 복용하고 6개월이 지나자 간 기능이 나빠져서 요료법을 시작하였다. 요를 마시고 2년이 지나자 간 기능은 정상이 되었고 MRI 검사를 실시한 결과 막혔던 뇌동맥이 뚫린 것으로 밝혀졌다.

— 富澤 도요꼬, 41세,

음뇨 기간 : 3년, 병력 : 뇌경색, 우측 반신마비, 언어 장애

20년 전부터 간질환이 있어 GOT, GPT의 수치가 90~100정도였다. 매일 주사를 맞고 약을 복용하여도 수치가 정상이 되지 않아 고민

하던 중 음뇨를 시작하였다. 그 후 GOT, GPT 수치가 내려가 6개월이 지났을 때 정상이 되었다. 또한 어떤 약을 사용해도 치료되지 않던 무좀이 1개월 동안의 요료법으로 완치되었다.

– 角田 富宏, 51세, 음뇨 기간 : 4년, 병력 : 만성 간염, 무좀

원형 탈모증을 고치려고 병원을 찾았으나 "자신의 요를 마셔 보세요"라고 권하는 사노 선생님의 이야기를 듣고 공연히 이 병원에 왔다는 생각을 하였다. 그러나 그 요로 인하여 어떤 병원에서도 맛보지 못했던 만족감과 행복감을 얻게 된 것에 대하여 놀라지 않을 수 없다. 나는 원형 탈모증으로 사회적으로 소외될 정도로 위축되어 있었다. 음뇨를 시작하고 1주일이 지나자 가느다란 털이 나오기 시작했을 때의 기쁨은 무어라 말로 표현할 수가 없다.

– 柏澤 裕子, 26세, 병력 : 원형 탈모증

일본의 사진작가이며 한방 치료침 시술를 겸하고 있는 미야마쯔는 『아침에 한 컵의 오줌으로부터1984년』와 『요료법 따라 삼천리1988년』란 제목으로 두 권의 책을 저술하였다. 미야마쯔는 인도로 데사이전 수상을 찾아가 직접 인터뷰한 내용을 『요료법 따라 삼천리』에 적고 있다. 의사는 아니지만 요료법에 대하여 상세히 기술하였고 무척 재미있는 내용들이 적혀 있어 두 권 모두 단숨에 읽어 내려갈 수 있다.

그는 캐나다에서 10년 동안 살고 있었는데 인도 사람에게 침을 놓아주다가 인도 사람들과 친하여졌다. 그들을 통하여 인도 수상이 자신의 요를 마신다는 사실을 전해 들었다. 미야마쯔와 인도 친구는 수상이 요를 마시는데 우리도 마셔보자고 약속을 하면서 요료법을 시작하였다고 한다.

한국에서는 1989년 10월에 MCL연구소 한국 지부장인 김정희 회장이 『불광』이란 월간지에 요료법을 처음 소개하였다. 이듬해에 『기적을 일으키는 요료법나까오 요이치 편저, 김정희 번역, 1990년』이 번역되어 좋은 호응을 얻은 것을 보면 한국에도 요료법에 관심을 갖고 요를 마시는 사람들이 늘어나고 있다고 생각된다.

그 후, 요료법을 실시한 사람들의 체험담을 모아 『요료법의 실제_{김정희 편저, 1992년}』라는 제목으로 책이 출판되었고 『요료법의 기적_{김소림 편역}』 및 『생명의 물 _{J. W. 암스트롱, 김찬수 번역}』이란 책이 번역되었다. 또한 MCL 연구소 한국지부는 요료법을 국내 전역에 널리 알리고 있으며, 계간으로 회보를 발행하여 요료법의 저변 확대에 큰 기여를 하고 있다. MCL연구소에서 개최하는 월례회에는 요료법 회원들이 직접 참석하여 자신의 체험담과 치료 성공담을 서로 교환하며 다양한 정보를 교환하고 있다.

호전반응_{好轉反應}의 실례_{實例}

요를 마시기 시작하여 증상이 소멸될 때까지 여러 가지의 반응들이 나타나는데 이 반응들을 합하여 호전반응이라고 한다. 앞으로 기술할 내용들은 미야마쯔가 저술한 『아침에 한 컵의 오줌으로부터』의 책에서 인용한 것이다.

① 좁쌀 같은 부스럼과 습진이 피부에 나타난다

특히 과거에 화학약품이나 음식물에 들어 있는 화학 물질을 과다하게 섭취한 사람에게는 반드시 여드름 모양의 부스럼이 나타난다. 전신에 생기는 사람도 있고 대부분의 경우에는 얼굴에 나타난다. 얼굴 이외에 나올 때는 가려움증을 동반하지만 자연히 방치하거나 부스럼이 나타난 부위에 갓 누운 요를 발라 두면 가려움증은 가라앉는다.

부스럼이 2~3개월 계속되는 사람도 있지만 걱정할 필요는 없다. 저절로 얇은 피부 껍질이 떨어져 나감으로써 본 상태의 피부로 되돌아온다. 단지 음식물 등에 화학 물질이 많이 들어 있는 것은 피하는 것이 좋다.

② 설사가 계속된다

건강한 사람의 대변은 딱딱하게 굳어지지도 않으며 묽게 배설되지도 않는다. 그러나 요를 마시기 시작하면 요가 장벽을 매일 씻어 내림으로써 묽은 변이 계속된다. 이런 현상이 나타나면 처음에는 '좋지 못한 음식을 먹지 않았을까' 하고 걱정에 가까운 생각을 하지만, 걱정보다는 요에 대해서 한번쯤 의문을 가져야 한다.

음식물에 의하여 소장의 상태가 나빠진 것이 아니며, 아무리 설사를 하여도 항문이 보통 설사를 할 때처럼 아프거나 통증을 느끼지 못한다.

그러나 치질을 앓고 있는 사람은 설사가 시작됨과 동시에 출혈이 있지만 배변 후 평소와 같이 항문 부위를 직장 안으로 집어넣으면 저절로 낫게 된다. 출혈 부위에 대변이 묻어 있다 하더라도 요에 요산이 함유되어 있어 치료가 된다. 만일 걱정이 되면 누운 요를 탈지면에 묻혀서 출혈 부위를 닦으면 빨리 치유된다.

설사가 계속되는 기간도 사람에 따라 차이가 있지만 2년 동안 계속되는 사람도 있다. 그러나 장에 붙어 있는 것을 배출시키는 것이기 때문에 배변 후에는 쾌적함을 느끼게 된다. 하루에 2~3번씩 배변하는 경우도 있지만 자연적으로 가라앉는다.

설사가 시작될 때 독한 냄새가 나는 변을 볼 때가 있지만 이것은 지금까지 오랜 기간 장벽에 머물러 있던 독소와 동양 의학에서 말하는 숙변 또는 흑변이 배설되기 때문에 그런 것이다.

③ 과거 증상의 후유증痛症

과거에 골절骨折이 되었거나 타박상 등 외상外傷을 입었던 부위에 통증이 나타나며 통증 역시 사람에 따라 다르며 1개월 정도 통증이 지속될 수 있다.

④ 미열微熱이 난다

감기 증세와 같이 압박감을 느끼며 가슴이 답답할 때가 있다. 이러한 현상은 요의 성분 중에 발열發熱을 촉진하는 물질이 들어 있기 때문에 나타나는 증상이다. 이때에 발생하는 열은 대단치 않아서 일단 열이 내리면 몸 전체 열기熱氣와 한기寒氣가 조절되어 지금까지 저혈압인 사람은 덥게 느껴지며 반대로 고혈압인 사람은 지금까지 느끼던 더위는 없어지고 땀이 날 정도로 정상이 된다.

한 예로서 손발이 찬 사람이 요를 마시면 비교적

빨리 증상이 사라진다. 그것은 발열 물질發熱物質이 심장의 열기와 한기를 조절하기 때문이다.

⑤ 치아와 잇몸의 통증

치아와 잇몸의 통증이 느껴질 때에는 갓 누운 요로 양치질을 하면 통증이 곧 가라앉는다. 또한 덧니나 의치를 한 치아 등이 빠지는 경우도 생긴다. 이런 현상은 뼈의 일부분인 치아에 영양분이 침투해 들어감으로써 자연적으로 치아가 튼튼해지고 치아 전체가 잡아당겨지기 때문에 발생한다.

의치가 벗겨지면 그대로 두었다가 통증이 완전히 가라앉은 후에 치과에서 다시 씌우는 것이 바람직하다. 나의 경우는 요를 마신 후에 충치로 인한 통증이 멎었다. 그 외에도 아래와 같은 호전반응들이 나타난다.

⑥ **타액唾液, 침이 많아진다**
⑦ **귀울림耳鳴이 느껴진다**
⑧ 두통이 때때로 나타난다
⑨ 피로감을 느낀다

⑩ 눈을 껌벅거린다눈이 잘 뜨이지 않고 기운이 없어 보인다

⑪ 근육이 수축한다

⑫ 졸음이 온다

⑬ 머리 회전이 둔해진다

⑭ 말이 잘 나오지 않는다

⑮ 흉부胸部에 병이 있는 사람은 기침이 나온다

이와 같이 호전반응은 여러 가지 형태로 나타난
다. 이렇게 말하면 '요를 마시기 때문에 좋지 않은
부분이 드러나게 되니 차라리 요를 마시지 않는
것이 낫다' 라고 생각하는 사람들이 있을 것이다.
하지만 병의 증세란 그렇게 쉽게 치유되는 것이
아니며 특히 자연적으로 치유되는 것은 예사로운
일이 아니다. 그러나 요료법은 세포를 완전히 재
생시키기 때문에 이 점이 다른 치료법과 차이가
있는 것이다.

호전반응이 나타났을 때는 참는 것 이외에는 다
른 방법이 없다. 의사를 찾아가거나 화학약품 등
을 복용하지 않는 것이 좋다. 요료법을 시작하고
부터는 지금까지 사용하던 약물을 가능하면 입에

대지 말아야 한다. 내가 아는 환자 한 사람이 이명_{귀울림}이 나타나 이비인후과에 가서 귓속을 치료하다가 오히려 상처를 입고 심하게 고생을 하는 것을 목격한 적이 있다. 따라서 반드시 자연적으로 치유되도록 내버려 두고 서둘러 병원을 찾아가는 일은 피하여야 한다.

호전반응은 그 사람이 갖고 있는 병 증세에 따라 차이가 있다. 병이 중증이면 중한 정도로 호전반응이 강하게 나타나며 또한 오래 지속된다. 지금까지의 경험으로는 호전반응을 감당치 못한 사람은 한 사람뿐이었다. 모든 사람들이 생업을 하면서 참고 견뎌냈기 때문에 모두 회복되었다.

사람이 병에 걸려 그 증상이 나타날 때까지는 상당한 시간이 걸린다. 이것을 화학약품을 사용하여 단시간 내에 치유하려는 것은 아무리 과학이 발달되었다고는 하지만 절대로 있을 수가 없는 일이라고 생각한다.

만일 지금까지 과학의 힘으로 인간의 몸을 전치_{全治}하였다는 사례가 있다고 한다면 그것은 과학자들의 오만한 착각에 불과하다. 인간의 신체가 자연으로 치유되는 것 이외의 방법은 없다고 생각한다. 단지 호전반응이 나타났을 때는 자기 자신만이 그 반응을 중지할 수 있다.

매일 달라지는 요尿의 맛

요尿의 맛이 매일 달라지는 현상은 특이한 것이 아니다. 요의 맛은 매일, 그리고 매번 차이가 있다. 물론 음식물이나 음료수에 따라서 많은 차이가 있지만 만일 요에서 계속 단맛이 나면 그것은 당이 몸 밖으로 배출되는 것이기 때문에 당뇨병을 의심하는 것도 타당하다.

그러나 때때로 그 전날에 먹은 음식이 일시적으로 단맛을 느끼게 하기도 한다. 특히 동물성 단백질을 섭취했을 때는 요의 맛이 진하다. 또한 야채나 쌀 등 흙에서 생산된 물질을 섭취했을 때의 맛은 비교적 삼삼한 맛이다.

또한 보통 음식물을 섭취하였을 때의 요의 맛은 몸의 피로감에 따라 변한다. 예를 들어 과로하여

잠이 부족했을 때에는 진한 맛의 요가 배설될 것으로 생각되나 그 반대로 아주 엷고 자극성이 없는 요의 맛이 난다.

요의 맛이 진하고 엷은 것의 차이는 대장에 머물러 있는 소화된 고형 물질의 양에 따라서도 다르다. 이 현상은 장의 상태가 양호한가에 따라서 확실하게 달라진다. 직장에 고형 물질이 일정한 양으로 정체되지 않으면 대변을 보고 싶은 느낌이 생기지 않는다. 직장에 정체된 양의 많고 적음에 따라서 요의 맛이 달라진다.

이와 같이 여러 가지 이유에 의해서 요의 맛이 변하지만 그날의 요의 맛은 그날의 자기 자신의 체력에 필요한 성분이 함유된 것이라고 생각할 수도 있다.

요를 처음 마시기 시작할 때에는 누구나 요의 맛을 음미하면서 마실 시간적인 여유를 갖지 못한다. 그저 빨리 입속으로 넘기는 것에만 급급할 따름이다. 그러나 차츰 익숙해지면 한 모금씩 천천히 맛을 음미하면서 마시게 된다.

요를 마시기 시작해서 서서히 맛의 변화를 의식

하게 되면 그것은 자기 몸의 내부, 즉 병에 대한 의식이 싹트게 되었다는 증거이다. 이렇게 되면 몸 전체에 요를 마신 후의 효력을 명확하게 느끼기 때문에 음뇨를 계속하게 된다. 또한 호전반응이 나타날 때에는 반신반의하며 음뇨를 중지하고 싶은 생각이 강하게 들기도 한다.

질병이 치유되는 과정

젊은 사람일수록 치료 효과가 빠르다. 요를 마시기 시작하여 자연적으로 질병이 치유되어가는 과정을 도표로 그려 보았다.

실제로 병이 치유되는 과정 중에 환자가 느끼는 증상과 체내體內의 세포가 완치되어가는 현상과는 전혀 다른 것이다. 환자들은 증상이 나타나면 마치 '병이 악화되는 것이 아닌가' 라고 생각하는 경향이 있지만 병이 치유되는 과정에 있어서는 여러 가지 증상이 나타나며 변화하면서 나아간다.

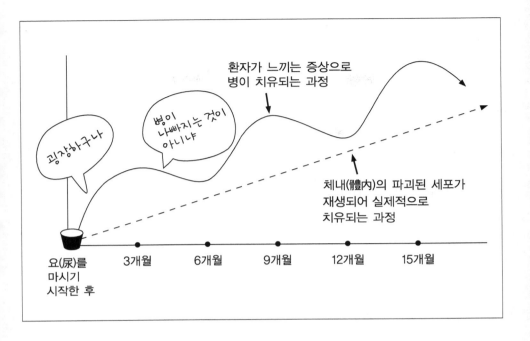

요가 체내에 들어가면 악화되었던 세포가 치유되고 또 활발하게 움직이게 되므로 지금까지 나타났던 병의 증상에 변화가 일어나는 것이 당연하다.

즉 병이 치유되는 과정에는 두 가지 현상이 나타난다. 체내(體內)에서의 현상과 체외(體外)에서 나타나는 증상이다. 체내의 현상은 체외로 나타나는 증상과 서로 상반되는 것이지만 모두 실제로 병이 치유되는 과정이다. 요를 마시고 난 후에 나타나는 현상은 전부 체내에서 질병이 치유되는 과정이므로 절대로 걱정할 필요는 없다.

예를 들어 폐질환을 앓고 있는 환자가 있다고 하자. 오줌을 마시기 시작하면 요에 함유되어 있는 성분이 당연히 폐로 침투하기 때문에 폐의 세포가 활발하게 된다. 그러면 지금까지 나오던 기침에 변화가 일어난다. 기침하는 상태가 갑자기 변화하기 때문에 환자는 증세가 악화된 것으로 착각하게 된다. 그러나 실제로 폐의 내부는 요의 성분에 의하여 좋아지고 있는 상태이다. 기침이 가라앉은 다음에는 피부의 가려움증과 습진이 나타나기도 한다.

이러한 현상이 바로 앞서 설명한 '호전반응'인 것이다. 그러나 환자는 요를 마시고 난 후에 증상의 변화를 경험하게 되므로 서둘러서 습진에 대한 조치를 취하게 된다. 또는 증상이 변화되어가는 현상에 놀란 나머지 음뇨를 중단하게 되지만 실제에 있어서는 몸 밖으로 나타나는 현상은 신체의 내부가 치유되어 가는 과정이라고 본다.

예로써 손등이 칼에 베여 상처가 났을 때 4~5일이 지나면 상처는 낫게 된다. 제일 먼저 출혈이 멎고 다음에 피부가 부풀어 오르고 그 다음에 딱지가 앉는다. 그 후에 상처 부위가 가려워지면서 자연적으로 피부에 생긴 딱지가 떨어져나가고 피부는 본래의 상태로 돌아오게 되며 흉터가 남게 된다. 신체 내부도 이와 똑같은 현상으로 치유되는 것이다. 특히 신체 내부가 치유되는 과정에 있는 현상들이 몸 밖의 증상으로 나타나는 것이다.

요를 마시게 되면 제일 먼저 요를 마실 당시에 환자가 느끼고 있는 증세가 소멸된다. 예를 들면 40세부터 마시기 시작하였다면 40세 때에 나타났던 증상들이 먼저 없어진다. 그 다음에 치유되는 부분은 30대에 앓았던 부위의 증상들이 소멸되고, 그 다음에는 20대로 내려가 앓았던 증상들이 없어진다.

이렇게 서서히 병의 연대가 낮아지면서 숨어 있던 질병들이 치유되는 것이다. 그러므로 연령이 낮은 사람이 요료법을 시작하면 그만큼 병의 치유가 빨라지게 되는 것이다. 그 반대로 나이가 많은 사람의 경우 치유되는 속도가 느려지게 된다.

그러나 아무리 나이가 많은 사람이라도 건강했던

사람은 병이 빠르게 치유되는 것도 사실이다. 또한 젊은 사람일지라도 신체의 여러 부분이 악화된 상태라면 그만큼 병의 치유는 늦어진다고도 할 수 있다. 그러므로 병이 치유되는 것은 단지 나이에 따라 차이가 나는 것이 아니라 신체 어느 부분이 어느 정도의 병에 걸려있는가에 따라서 치유되는 속도가 결정되는 것이다.

일반적으로 사람들이 요료법을 실시하다가 감기에 걸리면 자신의 몸이 약해졌다고 느끼거나 몸이 나빠진 것으로 생각하기 쉬우나 사실은 그런 것이 아니라 신체가 회복되어가는 과정 이라고 나는 해석하고 있다.

'호전반응' 이 나타난다는 것은 확실한 증상으로 환자가 몸으로 느끼는 것이지만 실제에 있어서는 신체의 내부가 치유되어가고 있는 것이라고 말할 수 있다. 그렇기 때문에 요를 마시면서 반응이 나타난다는 것은 병이 근본적으로 치유된다는 증거이다.

내가 요를 마시기 시작한 지 약 3년 반이 지났는데 현재 나의 신체 내부에는 20대에 상처 입은 부분의 세포가 재생되어가는 것을 느낄 수 있다. 어느 날 운동을 하고 있을 때 허벅지를 발로 심하게 차인 적이 있었는데 그 때부터 일부분이 마비상태가 되었다. 그것이 최근에 와서 겨우 치유되었으며 동시에 몸 전체가 20대 후반에 해당하는 체력을 갖게 되었다.

나의 음뇨 실험은 단순하게 병을 치료하는 것만의 문제는 아니다. 과연 나의 몸은 어떠한 상태로 될 것인가? 그 점에 흥미를 갖고 있다. 인도 사람들 중에는 요를 마심으로 120~130세까지 생존할 수 있다고 하는데 그 사실을 나 자신의 체험을 통해서 조금은 알 수 있게 된 것 같다.

요尿에 함유된 물질

다음에 기술하는 내용은 바넷 박사의 책인『요료법』에서 인용하였다.

요는 95%의 물과 5%의 성분들로 구성되어 있는데 그 성분들을 살펴보면 비타민과 무기질, 단백

질, 효소, 호르몬, 항체, 그리고 아미노산이다. 요
에 함유된 물질들 중에 작용 기전이 확실하게 알
려진 성분들을 열거하여 본다.

요산尿酸, Uric acid

암을 일으키는 분자分子를 근본적으로 청소하는
과정의 조절을 돕고 있다. 또한 노화과정을 통제
하며 항결핵 효과도 있다.

안티네오플라스톤Antineoplaton

선택적으로 암세포의 성장을 억제하며 정상 세
포의 성장에는 전혀 영향을 미치지 않는다.

에이치-11H-11

암세포의 성장을 억제하고 이미 생긴 종양의 크
기를 감소시키며 세포 재생 과정에 손상을 주지
않는다.

베타인돌아세틱산Beta-indol-acetic acid

동물의 암과 육종의 성장을 억제하는 물질.

디렉틴Directin

암세포를 일렬로 끝에서 끝으로 나열하게 한다.

3-메칠글리옥살S-methylglyoxal

노벨 로레트 알버트 스젠트 기올기가 요에서 추출한 물질로 암세포를 파괴시키는 작용을 한다.

알란토인Allantoin

상처 치유능력을 증진시키는 질소 결정체 물질이며 요산의 산화물질이다.

응집소와 침강소Agglutinins and Precipitins

폴리오바이러스와 기타 바이러스에 대항하여 중화시키는 작용을 한다.

위액 분비 억제제Gastric secretory depressants

소화성 궤양의 성장을 억제시킨다.

천연 코티손Natural Cortisone

잘 알려진 강력한 치료 물질. 또한 스트레스에

대응하는 신체를 돕고 있다.

요尿 펩티드Urine peptide or polypeptide

항결핵 작용을 갖고 있으며 화학적으로 순수한 형태로 추출된다. 이 물질의 분자량은 2,000 이하로 알려지고 있다.

디하이드로에피안드로스테론DHEA : dehydroepiandrosterone or dehydroisoandrosterone

부신에서 분비되는 스테로이드 호르몬으로 남성들의 소변에 다량 배설된다. 이 물질은 비만을 억제하고 동물들의 수명을 연장시키며 악성 빈혈과 당뇨병과 여성의 유방암에 치료 효과가 있다.

단백질 글로불린Protein globulins

특수 항원에 대항하는 항체들을 함유하고 있으며 혈청의 면역 글로불린에 함유된 단백질과 동일한 것으로 밝혀졌다.

268

요소 尿素, Urea

요로 하여금 항세균抗細菌 작용을 하게 한다. 이것은 단백질을 분해하는 환원물질로서 상처나 감염 부위를 낫게 한다. 요소성분 때문에 괴사를 일으킨 조직이나 파괴된 조직들이 더 이상 부패하지 않기도 한다. 요소는 또한 단백질 대사의 마지막 대사산물로 유기용제이며 지방을 분해시키고 다른 신체 분비물을 용해시킨다. 항세균 작용의 특성 때문에 요는 결핵균의 성장을 강하게 억제시킨다.

＊ 중요사항

요의 항세균抗細菌 효과와 세균 성장을 정지시키는 효과는 요의 PH수소 이온 농도가 감소되면 증가한다. 비타민 C를 다량 섭취하면 요의 항결핵 효과를 상당히 높인다.

프로스타글란딘 Prostaglandins

낙태 수술과 피임에 사용된다. 피임제로서의 작

용뿐만 아니라 혈압을 낮추는 작용도 있다.

레닌Renin

신체의 혈관상태를 유지하여 혈압에 영향을 미친다.

유로키나제|Urokinase

이 효소는 강력하게 동맥을 확장시키는 물질로서 관상동맥 혈류를 증가시켜 심장근육으로 많은 혈액을 공급하는 작용을 하는 니트로글리세린과 비슷한 효과가 있다.

인터루킨-1 Interleukin-1

여러 물질들의 효과를 증강시키기도 하며 억제하기도 하는 작용을 한다.

특수 항원 물질과 항원 의존성 물질Antigen-specific and antigen-independent substances

성장과 성숙 요소들Growth and maturation factors, Colony-stimulating factors : CSF

피부의 성장을 돕는 성분들과 성장요소成長要素를 변화시키는 작용을 한다.

S성분Factor S
안전하게 자연적으로 잠을 자게 한다.

프로테오즈Proteoses
알러지 반응에서 면역학적으로 작용하는 물질.

이름을 알 수 없는 호르몬No Name Hormon
뇌의 일부를 조절하며 체중의 균형을 조절한다.

요尿의 사용법

체내體內 사용법
여러분 자신의 갓 누운 요만 사용하여야 한다.

① 마시는 방법
아침에 처음 보는 중간 요처음 부분과 끝 부분의 오줌은 버린다를

마신다. 처음에 약 60~90cc 정도의 요를 마시기
시작하여 점차적으로 양을 늘린다.

② **요단식**

요와 물만을 마시는 요단식으로 1일 이상 수일
동안 실시할 수 있다. 요료법 치료 의사로 유명한
영국의 의사 J. W. 암스트롱은 환자들에게 45일간
요단식을 실시하였다.

※ 요단식은 요료법의 경험이 많고 훈련받은 의
사의 감독하에 실시하여야만 한다.

③ **요관장**尿灌腸

제일 간단한 관장 방법은 60~90cc 정도의 요를
담은 주사기를 사용하여 항문으로 주입하는 것이
다. 가능한 한 대장에 요를 오래 머무르게 하는 게
효과적이다. 따라서 항문으로 주입한 후에는 손으
로 입구를 잡고 있는 게 좋다.

④ **가글링**Gargling : 구강 안과 목젖 부위를 소리 내어 헹구는 행위
입 안에 요를 머금은 채 20~30분 동안 가글링을

한다. 가능한 한 30분 이상 가글링을 계속하는 것이 좋다. 특히 잇몸 질환과 구강 내 병변, 혀에 병변이 생겼을 때에는 요로 가글링하는 것이 좋다.

⑤ 뒷물Douche

외음부에 불편함이 느껴지거나 질 부위를 청결하게 할 목적으로 요로 뒷물을 하면 편안해지고 병변 부위가 빨리 치료된다.

⑥ 눈과 귀에 넣는 방법

눈에 통증이 생겨서 피로를 느끼거나 작열감을 느낄 때 두 눈에 요를 몇 방울 넣으면 통증이 가라앉는다. 귀에 통증이 나타나거나 귀가 불편할 때 요를 몇 방울만 넣으면 신기할 정도로 증상이 가라앉는다.

⑦ 코로 흡입하는 방법

축농증으로 고생하거나 감기에 걸렸을 때 콧구멍으로 요를 들이마시면 치료 효과가 높아진다.

⑧ 유사요법을 이용한 정기 丁幾 : 약품에 물질을 첨가하여 묽게 만든 액체

요를 1/1,000,000의 용액으로 희석하여 2~10방울을 혀 밑에 넣는다.

체외 사용법

외용으로 요를 사용할 때에는 며칠 묵은 오래된 요를 따뜻하게 데워서 사용하여야 한다.

① 요마사지

습진에서 암에 이르기까지 모든 종류의 피부 병변에 요마사지를 시행할 수 있다. 요마사지는 요를 가지고 피부를 마찰하는 것으로 최소한 20분 이상 계속하여야 한다. 보통 20분~1시간 정도 요마사지를 하는 것이 바람직하다.

② 발을 요에 담그는 방법

무좀에 걸리거나 피부병이 생긴 발을 요에 담그면 매우 효과적으로 치료된다.

③ 요습포

적당한 크기의 솜이나 면조각 또는 가제에 요를 적셔서 상처 부위에 갖다 댄다.

갓난아기

젖먹이 같은 어린아이의 경우 오줌을 누운 기저귀를 가지고 온 몸을 마사지 해주는 것이 좋다. 또한 요를 묽게 하여 혀 밑에 넣기도 한다. 충분한 양의 요가 배설되지 않을 경우에는 어머니의 요를 사용할 수 있다.

어린이들

어린이들에게는 요관장이 가장 많이 이용되고 있다. 1940년대에는 독일 의사들이 홍역과 수두, 백일해에 걸린 아이들에게 요관장을 실시하여 치료하였다. 병의 잠복기라 생각되는 시기에 요관장을 실시하면 병에 걸리더라도 아주 약하게 병을 앓고 지나간다.

중요 사항

요료법을 시작할 때에는 그 날에 먹은 음식과 음료수, 그리고 느낀 요의 맛을 매일 기록하는 것이 좋다. 특정 음식과 마시기 힘들었던 요의 맛을 서로 비교하여서 음식을 조절하기 위해서이다.

중간 요를 마시는 이유는 혹시 처음 부분과 끝 부분의 요에 '원치 않는 성분들이 들어 있지 않나' 하는 염려와 중간 요가 가장 깨끗하고 무균상태이기 때문이다.

건강한 사람은 건강을 유지하기 위해서 아침에 일어나 처음 누운 요만 마시면 된다. 음뇨 시작 당시에 병이 숨어 있다면 신체 장기가 정화되는 과정을 거쳐 숨어 있던 병이 뿌리째 빠진다.

병에 걸린 환자는 음뇨량을 늘릴 것을 강력하게 권한다. 하루 종일 배설한 요 전량을 마시는 것이 좋다. 음뇨량을 늘리면 병의 회복이 빨라진다.

질병의 말기에 접어든 환자라 할지라도 요의 색깔이 빗물처럼 맑아질 때까지 배설한 요 전부를 마셔야 한다. 요의 맛이 짜고 색깔이 진하다 할지라도 아침에 일어나면서부터 밤에 잠을 잘 때까지 하루 종일 배설한 요를 전부 마셔야 한다.

요료법 치료 중에 많은 양의 요를 배설하기 시작한다면 신체는 요를 충분히 소모한 후에 맑고 투명한 색깔의 요를 배설하게 된다. 그러나 많은 양의 요를 여과한다고 해서 신장에 무리가 가거나 손상이 가는 것은 아니다. 아무리 애를 써도 요를 마시기 힘든 사람은 간헐적으로 요를 마시는 것도 가능하다.

우리는 요료법을 시작한 사람들이 요를 마신 후 나타나는 반응들에 놀라 요료법을 중지하였다는 이야기를 들었다. 그러나 그들은 요료법에 대한 믿음을 회복하고 요료법에 확신을 가진 후에 다시 음뇨를 계속하였다.

요료법은 다른 자연치료법과 마찬가지로 호전반응을 일으킨다. 요를 마시고 얼마 지난 후1일, 1주일, 1개월, 개인의 신체 조건에 따라 다르다 신체는 해독작용을 시작한다. 신체가 해독작용을 하는 동안 체내에 축적되었던 모든 독소와 질병들이 – 어렸을 때 앓았던 질병까지도 – 모두 신체 밖으로 배출되는 것이다. 이러한 독소들이 빠져나가는 몇 가지 배출구가 있는데 주로 피부와 대장, 호흡과 입으로 배출된다.

어떤 바이러스 균이 몸 안에 들어 있다면 체온을 올려 신체로 하여금 열을 내게 한다. 이와 마찬가지로 호전반응으로 사람들은 발진과 진땀, 열, 부스럼, 설사, 구토, 두통, 기침 등의 증상을 경험하게 된다.

호전반응은 보통 수 시간에서 수일 동안 지속된다. 호전반응 후에 환자는 더 편안함을 느끼며 더욱 건강해지는 것이다. 이러한 자연적인 반응_{호전반응}이 나타날 때 요료법을 중지하지 말 것을 강력히 권한다.

아침에 일어나 처음 누운 요가 가장 치료 효과가 높기 때문에 아침 요를 마시는 것이 좋다. 신체가 완전한 휴식을 취한 뒤 신체의 원기를 회복하게 하는 호르몬의 분비가 높아지기 때문에 잠에서 깨어난 직후 아침에 처음 누운 요가 제일 좋다. 요는 시간이 경과하면서 요에 들어 있는 성분이 변화하므로 가능한 한 빨리 마시는 것이 좋다. 요를 많이 마시면 호전반응_{해독 과정}이 심하게 나타나지만 병의 회복은 그만큼 빠르다.

처음에 30cc의 요를 마시기 시작하며 점차 양을 늘려서 180~240cc의 요를 마시고 정신적으로나 영적으로나 편안한 마음으로 요료법을 받아들이는 것이 바람직하다. 요를 마시기 전에 자신에게 "감사합니다"라고 말을 하면 금金과 같은 액체의 치료 효과가 나타나는데 도움이 될 것이다.

당신 자신의 신체가 당신을 위해서 요를 만들고 있다. 생명을 주신 것을 감사하며 아름다운 유리잔에 당신의 요를 담아야 한다. 왜냐하면 요는 세상에서 가장 값진 생명의 물이기 때문이다.

가려야 할 음식

우리의 토양은 무기물과 인체에 중요한 성분들이 고갈되어가고 있다. 더구나 농약과 살충제들이 천연 질소를 생산하는 토양에 필요한 세균들과 곤충들을 죽이고 있다. 이런 토양에서 자라난 건강치 못한 채소들은 병이 들거나 벌레가 많이 생긴다. 따라서 약해진 채소들을 보호하기 위해 더 많은 농약과 살충제를 뿌리게 된다. 악순환이 계속되는 것이다.

육류 생산도 별로 다를 바가 없다. 생산되는 항생제의 40%가 농장으로 팔려 나간다. 당신이 고기를 먹거나 우유를 마시면 한두 번이 아니라 매번 먹을 때마다 항생제를 같이 섭취하게 되는 것이다.

당신 몸에 들어간 항생제가 신체 내부에 존재하는 건강한 세균들을 죽이는 것이다. 다시 원점으로 돌아가 무엇을 먹게 되던지 결국 요의 변화를 가져온다. 철저한 식이요법을 시행한다면 요의 맛이 좋아질 것이다.

자연 식품을 통하여 필수영양분을 공급하지 않는다면 요가 건강을 유지할 물질을 함유하지 못하게 된다. 요는 여러 필수영양분을 함유하고 있기 때문에 요를 마시면 필수영양분들은 재활용될 것이다. 그러나 신체가 식품을 통해 필요 물질들을 섭취하지 않는다면 결국 필수영양분들은 고갈될 것이다. 그러므로 내가 권하는 음식을 먹는 것이 바람직하다.

첫째 푸른 색깔의 녹색빛을 띠는 해조류_{바다에서 나는} 식물의 총칭가 좋다. 둘째 건강식을 먹어야 하는데 건강식은 신선한 야채, 신선한 과일, 도정하지 않는 곡물현미, 견과류호두, 밤 등, 씨앗, 콩, 해초海草, 천연 감미료인 꿀, 그리고 소량의 유제품들이다.

밀가루와 백설탕은 먹지 말아야 한다. 만일 육류를 좋아한다면 항생제와 호르몬이 함유되어 있지 않은 생선으로 바꾸어 먹거나 아니면 모든 종류의 해조류를 먹는 것이 좋겠다.

식사 습관을 바꾸는 것은 쉬운 일이 아니다. 먹지 말아야 할 식품을 차츰 줄이면서 권장하는 식품을 점점 늘려서 먹는 것이 가장 좋은 방법이다. 어떠한 변화라도 시간을 필요로 한다는 사실을 기억하라. 그러나 당신의 식사를 즐기도록 하라.

요료법은 오직 한약, 비타민, 기타 자연요법치료인 유사요법, 자연요법과 병행할 수 있다. 어떤 종류의 약물이던지 음뇨와 함께 병행하는 것은 신중해야 한다.

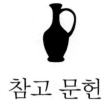

참고 문헌

1. ALCHEMY : A Bibliography of English-Language Writings by Alan Pritchard. Routledge & Kegan Paul, Boston, 1980. (Over 34,000 references, including all texts, works, and these written between 1957-1978).

2. THE ANCIENT EGYPTIAN COFFIN TEXTS (3 vols.) tr. by R. 0. Faulkner. Aris & Philips Ltd., Warminster, England, 1977.

3. AUTO-URINE CURE by R. V. Karlekar, R. V. Raghuvanshi, Shree Gajaran Book Depot, Kabutarkhana, Bhawani Shankar Road, Dadar, Bombay 28, India.

4. EIGENHARNBEHANDLUNG : Auto-Uro-Therapie by Dr. Karl Herz. Haug Cie Nachf, 6900 Heidelberg 1, Blumenthalstrabe 38-40, Postfach 843, West Germany. (in German, on urine injections) 1950.

5. THE HYMNS OF THE ATHARVAVEDA (2 vols.) tr. by Ralph T. H. Griffith. Chowkhamba Sanskrit Series, K. 37/99, Gopal Mandir Lane,

P. 0. Chowkhamba, PostBox 8, Varanasi-I, India, 1968.

6. THE HYMNS OF THE RIG VEDA (2 vols.) tr. by Ralph T. H. Griffith. Chowkhamba Sanskrit Series, Varanasi.

7. THE LOST GOSPEL OF THE AGES by John Christian Androgeus. Life Science Institute, 1980. (The only literal explanation of the Tantras).

8. MANAV MOOTRA (Auto-Urine Theraphy) by Raojibhai Patel. Pannalal Balabhai Jhaveri, Bharat Sevak Samaj (Gujarat), Pankornaka, Ahmedabad 38001, India, 1973.

9. THE NILAMATA PURANA (2 vols.) tr. by Dr. Ved Kumari. Motilial Banarsidass, Bungalow Rd., Jawaharnagar, Delhi-7, India, 1968.

10. THE PYRAMID TEXTS tr. by Samuel A. B. Mercer. Longmans, Green & Co., New York, 1952.

11. SCATALOGIC RITES OF ALL NATIONS by John Gregory Bourke. Lowdermilk, Washington D. C., 1891.

12. SHIVAMBU CURE by Dr. Paragji D. Desai. Navbharat Sahitya Mandir, 142, Princess Street, Bombay-400 002.

13. UREA AS A PROTEIN SUPPLEMENT ed. by Michel H. Briggs. Pergamen Press, New York, 1967.

14. URINE THERAPHY: Self-healing Through Inthnsic Medicine by John F. O'Quinn, Life Science Institute, 1980.

15. THE WATER OF LIFE: A Treatise on Urine Therapy by J. W. Amstrong. Health Science Press, 1974.

16. YOGIC AND TANTRIC MEDICINE by O. P Jaggai. Atma Ram & Sons, H. O. Kashmere Gate, Delhi-110006, India, 1973.

(이상 J. F. 오퀸 박사의 요료법 참고문헌)

17. Urine Theraphy by Dr. Beatrice Bartnett, 1989.

18. The Miracles of Urine Theraphy by Dr. Beatrice Bartnett and Margie Adelman, L. M. T., C. N. 1987.

19. 아침에 한 컵의 오줌으로부터, 宮松 宏至, 1984.

오퀸 박사에 대하여

오퀸 박사는 생명과학연구소의 회장이면서 생명과학연구소의 공동 설립자이기도 하다. 그는 1970년 마이애미대학교 심리학과를 졸업한 후 전 세계를 여행하면서 여러 나라의 성전을 수집하고 세계의 종교를 연구하였다.

대영박물관과 런던에 있는 신지학협회 도서관에서 연구하였으며 봄베이에 있는 요료법 치료 센터에서 환자들을 돌보았다. 박사는 요료법과 고대 종교들에 대한 내용을 서구 사회에 최초로 알린

권위자로 이집트학에 특별한 관심을 갖고 있다.

　박사는 현대 의학과 신학적인 사고의 모순점을 강조하여 의학과 신학을 상호 연결한 새로운 분야의 학문을 탄생시켰다. 또한 조직화된 종교적 시설과 의학 시설들로부터 적의와 부당한 무관심을 받아온 신비 의학을 연구한 의사이다.

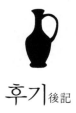

후기 後記

　오래 전부터 존경해 오던 MCL연구소의 김정희 선생님으로부터 요료법尿療法에 대해 전해들은 것은 몇 년 전의 일이었지만 병원을 개원한 상태였기 때문에 시간을 핑계로 그 진가를 모르고 지내 왔다.

　그리고 곧 실천에 옮기지 못했던 이유는 현대 의학을 공부한 내과전문의가 교과서에 나오지 않는 요료법을 받아들이기 어려웠고, 또 시행에 대한 두려움도 있었다.

　의학 공부를 더 해보고 싶은 생각에 병원을 정리

하고 미국으로 가기 위해 준비를 하던 중 과로로 약을 복용하고 있었다. 필요한 서류를 더 준비하기 위해 잠시 귀국을 했고, 김정희 선생님과 연락이 닿아 요료법에 대한 자세한 이야기를 다시 듣게 되었다.

돌이켜 생각해 보면 이러한 일들도 모두 하나님께서 미리 예비하신 일이라 생각된다. 예전에도 요료법을 알려주셨으나 마음의 문을 열지 못하고 지내다가 건강상태가 나빠진 때에 다시 접하게 해주신 하나님의 은혜에 놀라지 않을 수 없다.

MCL연구소에서 보낸 책J. W. 암스트롱 『생명의 물』을 단숨에 읽고 즉시 요료법을 시작하였다. 처음에는 도저히 삼킬 수 없어 가글만 했고, 다음날은 얼음을 넣어 보았지만 양이 많아져서 마시기가 더 힘들었다. 그러나 한 모금으로 시작해서 점차 양을 늘려나갔다.

하지만 요료법을 시작하자마자 좁쌀 크기의 종기가 얼굴 전체에 생기고, 열을 동반한 발진과 부종이 심하게 나타나 요단식을 시도했다. 다른 음식은 전혀 먹지 않고 하루에 배출한 요를 전부 마시는 요단식은 중지할 때 더 세심한 주의가 필요하다. 그러나 이러한 사항들을 알지 못하고 음식을 마음대로 섭취해서 고생을 많이 했고, 호전반응은 날이 갈수록 심해지다가 좋아지고, 다시 심해지기를 두어 달 반복했다.

독소가 빠져나가는 이유로 인해 얼굴에 호전반응이 나타났던 것임을 알게 된 것은『요료법의 기적』을 읽고 난 후였다. 궁금하게 생각했던 요료법의 방법론과 과학적인 내용들이 자세하게 기술된 책을 읽고 난 뒤 혼자만 이러한 사실을 알고 있는 것보다는 여러 사람과 공유해야겠다는 강한 의무감에 이 책을 출판 하게 되었다.

요료법을 실시한 지 몇 달되지 않았지만 건강상태가 상당히 호전되고 얼굴에 나타났던 호전반응들도 점점 사라졌다.

이 책의 내용은 여러 권의 책에서 인용한 부분도 있고, 직접 저술한 부분도 있다. 50여년 전에 출판된『생명의 물』에서 인용한 몇몇 의학용어들은 현대의학에서 쓰지 않는 것들이며, 열거된 임상 사례들이 오래되어 진단 자체에 문제점이 지적되기

도 하나 요료법의 치료원리와 치료방법, 치료효과
는 변함이 없다는 사실을 독자 여러분은 상기해야
할 것이다.

요료법에 관하여 쓴 책들은 현대의 각종 질병 –
AIDS, 암, 당뇨병, 간염 및 간질환 등 – 들을 요료
법으로 완치한 사례들을 적고 있다.

요료법에 대한 이야기를 처음 들을 때 사람들은
한결같이 '어떻게'라고 반응한다. 그러나 차일피
일 미루다가 시기를 놓치고 막다른 골목에 이르러
서야 요료법을 시도하는 어리석은 행동은 피하라
고 권하고 싶다.

질병을 예방하고 주어진 인생을 영위하는 동안
타인에게 폐를 끼치지 않는 건강한 생활을 위해서
는 하루 빨리 요료법을 실시해야 한다. 그러나 저
자가 아무리 좋다고 권해도 독자들에게 강제로 요
를 마시게 할 수는 없다. 모든 판단과 결정은 독자
여러분에게 달려 있다.

처음 요료법을 접하고 책을 집필하는 동안 선입
관과 생각들이 조금씩 달라지기 시작했다. 지금까
지 현대의학에 의존하고 새로운 학문과 경험을 고

수하던 본인의 의학지식 영역에 '요료법'이란 새로운 학술지식을 첨가하게 되었다.

현대인은 높은 목표를 향하여 필사적으로 노력한다. 자신의 몸이 혹사당하는 것은 생각지 않고 돌보지도 않으며 시간과 일에 쫓겨 하루를 살고 있다. 그래야만 하는 현실이지만 가장 중요한 재산은 건강이다.

"천하를 얻고 건강을 잃으면 무슨 소용이겠는가!"

건강은 스스로 지켜야 하며 병에 걸리면 자신의 자연치유력을 이용하여 병을 완치시켜야 한다. 신은 그러한 능력들을 이미 오래 전에 우리에게 주셨다.

요료법은 신이 모든 인류에게 베푸신 큰 은총이라 생각된다.

내과전문의
이영미